湛庐

CHEERS

与最聪明的人共同进化

HERE COMES EVERYBODY

U0233158

人人都需要了解的医疗新技术

David B. Agus

HOW TO THRIVE IN
THE BRAVE NEW WORLD OF HEALTH

THE LUCKY YEARS

●[美]大卫·阿古斯 著 ●丁荣晶 译

浙江人民出版社
ZHEJIANG PEOPLE'S PUBLISHING HOUSE

大卫·阿古斯
David B. Agus

乔布斯主治医生、
"引领未来健康的100位人物"之一

世界顶级癌症专家，乔布斯的主治医生

他帮乔布斯延长了生命，现在他想帮助我们所有人

大卫·阿古斯是世界顶级的医生和生物医学研究的先驱之一。他是南加州大学凯克医学院（Keck School of Medicine）医学教授和维特比工程学院（Viterbi School of Engineering）工程学教授，以及南加州大学诺里斯西区癌症中心（Norris 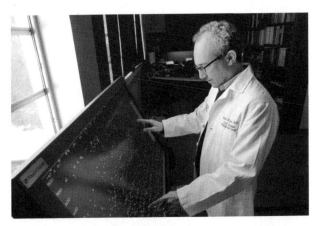 Westside Cancer Center）和应用分子医学中心（Center for Applied Molecular Medicine）主任，专注于蛋白质组学和基因组学在癌症研究中的应用，并致力于开发癌症新疗法。

史蒂夫·乔布斯被诊断患有胰腺神经内分泌肿瘤后，找到了阿古斯。阿古斯通过基因解码技术，帮助乔布斯延长了 7 年的寿命。

阿古斯的患者中既有科技界的亿万富豪，也有好莱坞超级明星。美国亿万富翁、传媒巨头萨姆纳·雷德斯通（Sumner Redstone）曾患有前列腺癌，在阿古斯的帮助下奇迹康复；电脑生产商、亿万富翁迈克尔·戴尔（Michael Dell）购进了上千本阿古斯的作品，让公司职员人手一本；阿古斯还被美国前副总统阿尔·戈尔（Al Gore）誉为"美国最伟大的医师暨医学研究者"。

DAVID

"引领未来健康的100位人物"之一

他读过所有医学生梦寐以求的医学院

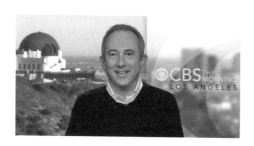

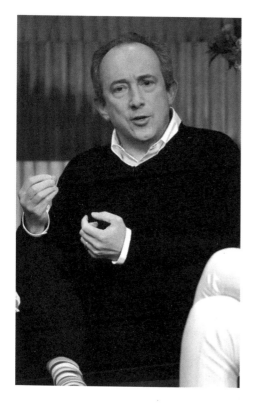

大卫·阿古斯于1987年以优异的成绩从普林斯顿大学分子生物学专业毕业，并于1991年获得了宾夕法尼亚大学佩雷尔曼医学院（Perelman School of Medicine）的医学博士学位，之后又在约翰·霍普金斯大学完成了住院医生培训。1994年毕业后，他接受了纽约纪念斯隆－凯特琳癌症中心（Memorial Sloan-Kettering Cancer Center）的奖学金，完成了一项肿瘤学研究。

阿古斯因为在医学上的创新研究和对新技术的贡献而备受称赞，这些新技术将改变我们所有人保持最佳健康状态的方式。他获得了许多荣誉和奖项，包括美国癌症协会医师研究奖、斯隆－凯特琳研究所（Sloan-Kettering Institute）的临床学者奖、国际骨髓瘤基金会"科学远见卓识奖"，以及2009年GQ杂志"科学摇滚之星奖"等。他还被HealthSpottr网站评为"引领未来健康的100位人物"之一。

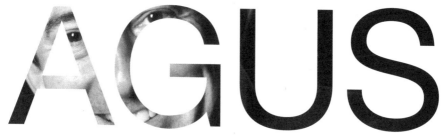

《纽约时报》畅销书作者

阿古斯的前作《无病时代》（*The End of Illness*）和《长寿指南》（*A Short Guide to a Long Life*）均是《纽约时报》畅销书和畅销国际的经典著作。《人人都需要了解的医疗新技术》是他的第三本书，同样登上了《纽约时报》的畅销书排行榜。

阿古斯是两家创新型个体化医药公司——基因导航公司和应用蛋白质公司的联合创始人。除此之外，他还在世界经济论坛担任遗传学全球议程委员会主席，定期在阿斯彭思想节和世界经济论坛发表演说。作为哥伦比亚广播公司的新闻撰稿人，他还经常在电视上对重要的健康话题发表评论。

"有时候你必须去参与战争才能理解和平。我在抗癌战争前线的工作教会了我很多与健康相关的东西，其中很多是令人惊讶的，而且与传统智慧相悖。"

作者演讲洽谈，请联系
speech@cheerspublishing.com

更多相关资讯，请关注

湛庐文化微信订阅号

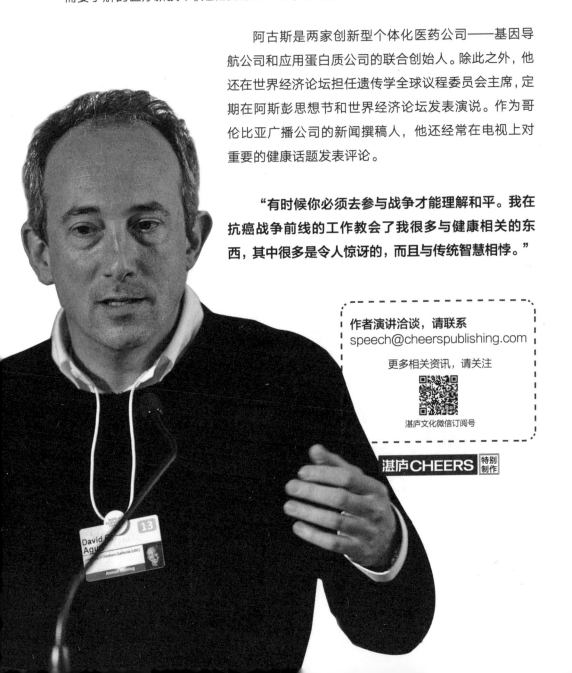

湛庐CHEERS 特别制作

医疗的幸运年代，我们恰逢其时

2019 年 12 月，国外某科学杂志发布了一项最新科研成果，科学家们发现了 DNA 的寿命时钟：我们可以通过 42 个特定基因中 DNA 甲基化的发生位置来估算出脊椎动物的寿命。据测算，人类近亲黑猩猩的预期寿命为 39.7 岁，与现代人亲缘关系最近的已灭绝的远古人类——尼安德特人和丹尼索瓦人的预期寿命为 37.8 岁。因此，从基因的角度来说，人类的"自然"寿命约为 38 岁。就在同一个月，一篇发表在《自然》杂志上的论文称，只要改变生物体内普遍存在的 P62 基因表达，就能将寿命延长 20% ～ 30%。据推算，人类的寿命预期将突破"海弗利克极限"（Hayflick Limit）[①]，即 120 岁。

这两篇论文给出的科学结论的准确性还需更多研究的验证，但不可否认的是，在过去的 200 年里，由于科学技术的进步和生活方式的改变，人类的平均寿命得到了极大延长。特别是在近几十年，随着现代医学的发展，大量新知识与新技术涌入医学领域，我们的确迎来了"医疗的幸运年代"。

---

① 海弗利克极限是由美国解剖学家伦纳德·海弗利克（Leonard Hayflick）于 1961 年提出的，指的是一个正常人的细胞群在细胞分裂停止之前分裂的次数。海弗利克证明，正常的人类胎儿细胞在进入衰老阶段之前会分裂 40 ～ 60 次。

这种"幸运"到底幸运在哪儿？它能给普通人带来什么？我们如何拥有这种"幸运"？这些问题的答案，在《人人都需要了解的医疗新技术》一书中都可以找到。

本书作者大卫·阿古斯是世界著名的癌症研究与治疗专家。他专注于探索蛋白质组学和基因组学在癌症研究中的应用，并致力于开发癌症新疗法。由于在医学上的创新研究和对新技术的贡献，他在医学界备受赞誉。阿古斯还是史蒂夫·乔布斯患癌后的主治医生，通过基因解码技术，他帮助乔布斯多活了 7 年，这其中使用的医疗新技术功不可没。

本书共分为两大部分。在第一部分，阿古斯介绍了现代医疗的"四大武器"：生物医疗、延缓衰老、医疗大数据和精准医疗。在第二部分，阿古斯列出了管理个人健康的"五种靶向药"：管理健康数据、辨别医疗信息真伪、掌握正确运动方式、认识行为对身体的作用以及提高健康直觉。可以说，如果你想了解现代医疗的水平与发展方向，想对自身的健康水平和未来可能达到的预期健康水平与寿命长度有所了解，想对如何科学有效地管理自身健康有所了解，那你就要读读《人人都需要了解的医疗新技术》。

我已经从事临床医学工作 50 年了，与患者们一起，共同见证了医疗技术的进步与飞速发展。曾几何时，我们对疾病的认识仅限于疾病本身，解决方法也囿于临床医学的种种手段。但随着医学科学的发展，随着人们认识的提高，全世界范围内，大家的认识越来越相同了——很多医学问题不仅仅是医学问题，还是心理问题、社会问题，甚至是世界问题。1995 年，我率先在中国提出了"双心医学"的治疗理念："双心"指的是心脏和精神心理，强调在临床实践中，医生不能仅仅关注甚至迷信生物技术，还要关注影响疾病发生、发展的社会、心理和环境因素。这何尝不是当时的医疗新技术呢？

　　阿古斯在书中还强调了全社会所有人都应加入大型医疗保健体系的必要性，每个人都应成为"共同防病抗病者"和自身健康的第一责任人，这让我想起了读大学期间和毕业后扎根农村的那段时光。那时，我国基本医疗卫生服务的总体指导原则就指出，要实现医疗的公平可及，一定要考虑到广大的农村和贫困人口。截至 2018 年，根据国家卫生健康委员会的统计，我国基本医疗保险参保人数已超过 13.5 亿。毫无疑问，我国在实现全民健康保险覆盖方面发展迅速，这也与世界医疗的未来发展方向不谋而合。

　　随着人工智能的发展，随着人类对基因技术的突破性研究，随着"云数据库"的使用，我相信未来的医疗新技术一定会发展得更快，患者一定会因为医疗新技术的应用而获益更多。更重要的是，要想受惠于医疗新技术，不在于个人经济水平的高低，而是需要准确认识医疗新技术的价值。你只有了解了医疗新技术的知识，才能真正从中受益，才能真正参与共同决策，与医生一起，对自己实施安全有效的健康干预。

胡大一

2020 年 1 月 12 日

测一测　　　你了解多少医疗新技术?

1. 下列关于免疫疗法的叙述哪项是错误的?

A. 人类可以运用自身免疫系统治愈癌症的想法颇有传奇色彩，但并非不存在危险

B. 免疫疗法的目的是利用免疫系统的强大威力，检测和攻击癌细胞，使之难以在体内隐藏和无节制地繁殖

C. 虽然免疫疗法使很多患者受益，但它并不是所有疾病的灵丹妙药

D. 目前的医疗技术可以最大限度地降低解除对免疫系统的抑制作用后的风险，基本可以确定其是否能够歼灭癌细胞

2. 以下哪个物种的死亡率随着衰老而不断下降?

A. 虎鲸　　　B. 沙漠陆龟　　　C. 大乳头水螅　　　D. 水蚤

3. 下列哪项不是医疗大数据在未来的预期作用?

A. 所有收集的医用数据都会放到环境中，这样你就会了解什么是最适合自己的

B. 怀孕后，你可以自己监测宝宝的健康状况，并将数据发送给产科医生进行审查和讨论

C. 未来医疗中心的工作将会是实时医学

D. 医生只需要根据你来医院前提供的数据规划治疗方案

4. 以下关于精准医疗的叙述哪项是正确的?

A. 精准医疗即依据个体独特的生理和健康状况定制治疗方法，这是一种全新的治疗方法

B. 精准医疗主要专注于研究 DNA，以及单核苷酸多态性和环境因素是如何影响个体的生物学特性和患病风险的

C. 精准医疗十分有前景，几乎不存在任何局限性

D. 精准医疗兼顾了预防的价值和作用

扫码下载"湛庐阅读"App，
搜索"人人都需要了解的医疗新技术"，
获取答案。

PART 1
新兴的医疗技术与治疗手段

PART 2
利用技术的力量来管理你的健康

THE LUCKY YEARS

引言

你的健康不只取决于医生是谁，更取决于医疗新技术

WILLIAM

神奇啊！

这里有多少好看的人！

人类是多么美丽啊！新奇的世界，

有这么出色的人物！

威廉·莎士比亚

SHAKESPEARE

26 岁的旺达·露丝·伦斯福德（Wanda Ruth Lunsford）在报告这项惊人的实验成果那天，肯定想到了自己的生老病死。想象一下这样的场景：两只老鼠，一只已经年老，毛色灰白，另一只还年轻好动。医生通过外科手术剥离它们各自身体一侧的浅表皮肤，然后把暴露的创口缝合整齐，将它们合二为一。通过连体手术，两只老鼠就可以共享血液循环系统，互相泵血，交换体液（见图 0-1）。伦斯福德及其同事们很想了解，接下来会发生什么状况。在这种非自然结合手术后存活下来的老鼠当中，年迈的老鼠俨然转变成年轻老鼠的同伴，就好像饮用了生命之泉一样。年迈老鼠的皮毛变得更加透亮，更有生机，眼睛也更清澈，呈现出它身旁年轻老鼠那样的活力。一只出生 400 天的老鼠，就如同步入了中年的人类，但其存活期居然和年轻的连体鼠相差无几。

营养学家、康奈尔大学的研究生伦斯福德，在生化学家及老年病专家克里夫·麦凯（Clive McCay）的实验室完成了上述实验。当她向闻讯而来的人们讲述实验结果，并重点探讨由纽约医学院牵头举办的抗老龄化研究课题时，她和队友都不能解释这一年龄逆向转变的成因。当时是 1955 年，这一年美国食品药品监督管理局（Food and Drug Administration，FDA）批准了脊髓灰质炎疫苗上市，有关安慰剂效应的论文首次面世，享年76岁的爱因斯坦去世，史蒂夫·乔布斯和比尔·盖茨出生。

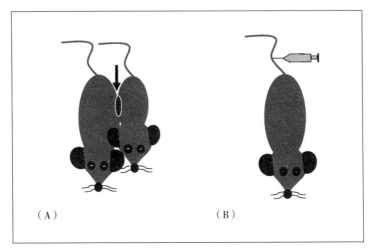

图 0-1　连体鼠实验

连体鼠实验表明，向年迈的老鼠输入年轻个体的血液能够逆转部分老龄化迹象，从而预示着年轻个体的血液可能具有返老还童的功效。上图展示了两种返老还童的实验方法：（A）异时连体共生术，即通过外科手术，将一只年迈老鼠和一只年轻老鼠的皮肤连接（箭头所指处），随着皮肤生长从而实现混合供血；（B）将年轻老鼠的血浆（含所有蛋白质）注入年迈老鼠尾巴的血管之中。

伦斯福德的实验手术就是把两个有机体在结构上合二为一，当时被称为"连体共生手术"（parabiosis）。虽然这不是连体共生的首次尝试，但她是最早运用连体共生实验研究抗衰老课题的学者之一。整个过程并非一帆风顺。一份研究报告称："如果两只老鼠无法适应彼此，其中一只会咬掉另一只的头，直到对方彻底死亡。"在伦斯福德利用克里夫·麦凯的实验室所做的69对老鼠连体手术中，有11对老鼠在连体后的一两周内，因出现奇怪的并发症而死亡。初步判断，这是某种形式的组织排斥。而存活下来的连体鼠，则为我们战胜人类所面对的疾病带来了一线希望。

1956 年 2 月，克里夫·麦凯、伦斯福德以及康奈尔大学的另一名研究人员弗兰克·波普（Frank Pope），在纽约医学院的校刊上发表了此项手术总体恢复成效的研究论文——《延长生命周期的实验》（*Experimental Prolongation of the Life Span*）。1960 年，伦斯福德在克里夫·麦凯的实验室得出的这些研究结论，在她本人的学术论文中达到了极致。但让人始料未及的是，这一课题的研究并没有围绕着有趣的实验结果而随即启动。在接下来的近 60 年里，研究活动非常分散，甚至一度止步不前。有趣的是，论文开头的一句话可以让我们了解当时科学家们的工作氛围："迄今为止，人类在抗衰老研究领域鲜有建树，因为我们选择在提高所谓的生活舒适度和战争水准方面投入精力。"

1972 年，加州大学欧文分校和旧金山分校的研究人员研究年迈和年轻老鼠组合的生命周期。他们发现，与对照组相比，年迈的老鼠在自然条件下能够多存活 4 ～ 5 个月。这是另一条重要的线索，预示着年轻动物的血液一旦被注入年迈动物的体内进行循环，就有可能影响后者的寿命。但这一领域尚不具备足够的模拟实验资源，连体共生手术濒临被淘汰的边缘。后来，在 21 世纪初，斯坦福大学的一位干细胞生物学家重新恢复了这一实验。1955 年，他曾在蒙大拿州担任某医院病理学家的助手，而他的病理学导师早在十几岁时就掌握了老鼠连体手术的技术。这项实验最终为当今抗癌生物学、内分泌学和免疫学的技术突破奠定了基础。

2014 年，加州大学旧金山分校、斯坦福大学和哈佛大学的研究人员各自重新进行了伦斯福德的实验。他们发现，将年迈老鼠与年轻老鼠连为一体、共享彼此体内循环的血液，年迈老鼠的身上就会出现返老还童的迹象。

那么，将年迈和年轻的生命体结合在一起，究竟会发生什么生理学变化呢？连体手术能够激活年迈老鼠体内原本已经休眠的干细胞，并逆转生物钟，让干细胞恢复组织功能。干细胞是母细胞，能够转变为体内任何类型的细胞。从让心脏跳动的细胞，到使人变得聪明的脑细胞，可谓应有尽有。同时，干细胞还具备再生或繁殖的能力。从这一系列最新的连体手术研究项目中，我们不难得出一个令人惊讶的结论：逆转器官衰老的秘密，就在我们每个人自己的体内！

未来的研究活动，将揭示这一返老还童现象的确切机制。通过对包括心脏、大脑和肌肉组织在内的所有组织的研究，人们发现年轻老鼠的血液似乎能够通过输送年轻态物质、年迈生命体中较为缺乏的各类蛋白质和生长因子，来唤醒早已休眠的干细胞，从而为衰老器官注入新的生命。年轻个体的血液能够促使大脑和嗅觉系统新细胞的诞生，还能逆转因衰老而导致的心脏壁加厚，增强肌肉力量和耐力，修复肌肉干细胞中受损的 DNA。年轻老鼠的血液能够促进年迈老鼠体内受损脊髓的修复，并提高学习和记忆能力。2015 年，加拿大某实验室的一份研究报告称，当年迈老鼠与年轻老鼠连体后，相比于与同龄鼠连体，胫骨骨折的恢复速度更快，效果也更好。

伦斯福德的实验除了具有科幻色彩之外，当时并没有引起多少人注意。但今天的学术界对其给予了越来越多的关注，并孕育出各类令人兴奋的新研究项目。曾经被迅速遗忘、令人难以置信，甚至有些荒唐可笑的想法，现已成为需要认真探究的一项命题。人类是否可以返老还童，是否可以逆转生物钟的衰老效应，或者说是否可以仅仅通过恢复组织功能，就能帮助它们修复损伤？

运用血浆输入技术的各种人体实验正在有序地进行。血浆是血液中一种清澈的淡黄色液体成分，含有复杂的混合物质和蛋白质，部分物质能够使血液凝结。血浆是血液中最大的组成成分，但在传统的输血过程中却缺失了，因为传统的输血方式只输送红细胞。正因为如此，输血并没有带来年轻生命的源泉。2015 年，美国加利福尼亚州的一项临床试验首次证明了将年轻人的血浆输入痴呆症老人体内后可以带来相关成效。针对其他病例的临床试验是在 2016 年开始的。那时我正在计划对治疗无效的癌症患者开展相关的临床试验，然后发现几乎 90% 的儿科癌症都可以得到治愈。如果我能够让人的身体真的恢复到年轻状态，就有可能治愈癌症。

当然，还有一些问题有待解决，以避免发生意外的不良反应，比如身体排斥输入有危险免疫反应的血浆。同时，我们还必须搞清楚血浆的输入量和频次。输入在献血过程中采集的血浆也不是一个长期或可规模化的治疗方案。我们首先需要找到活性蛋白，将其制作成药物，这样它们就能被大量的人使用。尽管如此，这在总体上仍然是一个好消息，因为它能防范黑市的血浆倒卖，避免健康的儿童和青少年通过卖血挣钱，或者出现更糟糕的情况：让假血浆或受感染的血浆进入市场。这些担忧绝非空穴来风。对于投机倒把的不法商贩和犯罪分子来说，医疗保健行业无疑是最具诱惑力的产业之一。

事实上，这种疗法虽然能够激活干细胞，但也是一把双刃剑。一方面，它可以为老年个体提供新的、具有活力的细胞；但另一方面，这也意味着，长此以往，细胞分裂可能会失控，并存在着诱发癌症和导致其他功能紊乱的潜在风险。即便如此，只要我们最大限度地降低其不良反应、控制产业的畸形发展、确保成效的最大化，就能让这个概念拥有相当诱人的前景。可以想象一下，你在中老年时输入了一定剂量的年轻人的血液或蛋白质，有效规避了家族史中遗传性的阿尔茨海默病，它还帮助你保持健康和活力，加速新陈代谢，可以毫不费力地减肥和控制体重，摆脱胰岛素抵抗和糖尿病等慢性病的困扰，清理肝脏和动脉，治愈关节炎并恢复四肢关节的活力，使体内的激素分泌和昼夜节律达到平衡状态，每天都保持强健体魄，告别白发、恢复自然发色，精力充沛并摆脱习惯性的坏脾气，让举止和外貌一下子年轻几十岁。这些愿望实现的速度，可能比你想象得更快。

欢迎来到"医疗的幸运年代"

我们的确生活在一个"美丽新世界"，但这个世界并非赫胥黎在其名作中所描绘的那种反面乌托邦。

人们有机会实现梦寐以求的长寿，并生活得更加快乐——不仅仅是因为我们有了血浆输入疗法等返老还童的方法，还源于医学领域涌现出大量的新知识和新技术。科学家们正在研发药物，以抵抗心脏病等一度致命的疾病，同时还在研究人体免疫系统的控制方法，并通过这种方式攻克癌症顽疾。他们正在开发计算机软件，帮助我们定期跟踪人体各项关键性的生理指标，如血糖、睡眠质量、心率、血压、耐力、情绪，甚至抑郁症和癌症等疾病的患病风险。

有史以来，我们第一次掌握了规划自身健康所必需的全部信息。简而言之，生活在 21 世纪的人类是有史以来最幸运的一代。这就是我称之为"医疗的幸运年代"的原因所在。

如果你还不到 15 岁且生活在高收入国家，那么恭喜你，你在 60 岁以前患乳腺癌、心脏病、肺癌或白血病并因此死亡的概率将会大大降低。尽管在美国和其他高收入国家中，肥胖和缺乏运动的人群比例较高，但由于低价而有效的预防、早期的检测、管理、治疗工具及方案，非传染性疾病（如心脏病、慢性呼吸系统疾病及糖尿病）造成的夭折和瘫痪率已大幅下降。虽然我们需要做的事情很多，但如果能做到三件事，就能成功解决衰老问题：相信衰老不是必然的，规划未来，立即行动。

几千年来，"医疗的幸运年代"一直是我们人类的命运，但享受这一新时代的有利因素需要满足一些先决条件。无论是作为个人，还是作为社会中的群体，我们都站在历史的分岔路口。只有那些学会思考、行动和以特定方式生活的人，才能从这些医疗技术革命中获得机遇并享受利益。

安迪·格鲁夫（Andy Grove）曾任英特尔公司首席执行官，也是我早期的核心导师之一。他曾提到技术开发过程中的一个拐点——进度时间曲线的某个关键时刻，以往的理论不再奏效，新的必要技术随之诞生（见图 0-2）。有能力适应这一变化并运用新技术的个人或企业，往往会获得成功，而其他人或企业则难免失败。

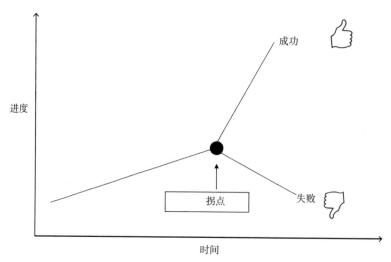

图 0-2　安迪·格鲁夫的进度时间曲线拐点理论

这一理论常用于商业圈，但也适用于医疗保健行业。医疗行业的进度时间曲线变化很快，我们都必须调整自己的思维和行动，充分利用"医疗的幸运年代"所带来的机遇，攻克各种顽疾。因此，"医疗的幸运年代"就是目前医疗行业正在发生的拐点，其中孕育着技术革命的萌芽。我们一旦错过这个机遇，就要付出高昂的代价。

实际上，尽管过去 20 年里有大量的信息指导人们提高生活品质，但人类仍然饱受慢性病、身体衰弱以及各类原本可以预防却日渐年轻化的疾病的困扰。作为一名抗癌医生，我每周都会目睹患者离世，这类情景实在令人难以接受。目前所涌现的各种机遇令我欣喜异常，但我同时也担心，很多人由于缺乏相关的基础知识和工具，无法从医疗技术革命中受益。同时，我们还需要社会持续不断地快速构建相关的框架，完成资源分配，以进一步促进各种技术变革。我希望通过这本书，能够帮助大家做好这一点。

新技术和不断涌现的数据孕育了精准医疗的时代或者个性化医疗的时代。精准医疗仍然只局限于治疗模式，主要用于准确地对症治疗，目前尚未达到疾病预防的层次。但疾病预防必定会实现，而导致目前医疗行业价值扭曲的不完善之处也会随之摒弃。例如，享誉全球的业内刊物《新英格兰医学杂志》（ *The New England Journal of Medicine* ）2015 年刊登的一份报告指出，DNA 检测结果可能存在重大偏差。这种对个人 DNA 进行的基因分析，常用于评估患者罹患各类疾病的风险，包括癌症、心脏病和阿尔茨海默病。

读者或许会觉得此类筛查直接而明确："你患乳腺癌的风险较高，因为你的 BRCA 基因 ① 存在缺陷。"但在面对同一检测结果时，医生们的理解各不相同。对于相同的基因缺陷，有的说患某种疾病的风险较低，也有的说风险较高。只可惜，并非所有的基因变异都是一样的。变异往往伴随着不良反应和有害性，但也不能一概而论。一些基因变异可能大大增加了患病概率，而另一些变异可能对风险系数没有影响，甚至根本没有临床意义。我们目前对多数基因变异都还没搞明白，尚不明确它们的意义，这给患者和医生带来了更大的难题。而且更复杂的是，大多数基因变异不具备共通性，因此区分哪些变异是有意义的并认定其影响力成了一道更大的难题。美国联邦政府虽然帮助融资和建立了基因变异数据库（ClinVar），供世界各地的科学家们采集匿名的基因检测数据，但并未对其实施监督，也

---

① breast cancer susceptibility gene，即乳腺癌易感基因。——译者注

没有保障检测结果的准确性。

实际上，许多医疗新技术缺乏监管，这可能会使其难以发挥效力，甚至会发生误用和滥用的情况。就 DNA 筛查而言，企业纷纷检测出大量的突变基因，其中很多尚未经过科学验证，尚不明确其揭示的患病风险。

关于基因变异数据库，《新英格兰医学杂志》已经以此为基础发布了评估报告，该项目纳入了由近 2.3 万种基因发展出的 17.2 万种变种。这虽然只是已知存在的数百万基因变种数目的零头，但至少反映了部分较常见的变种。其中大约有 12 万个变种会产生患病风险。几家检验机构分析了其中10% 以上的变种，并将分析结果加以对比，但对于不同病例变种的意义无法达成共识。报告称，部分已认定的变种会增加患病风险。但也有学者称，同一变种要么不会产生影响，要么产生未知的影响。目前人们对于 400 多个基因变种的解释各异，涉及制定医疗决策所依赖的基本信息，比如胸腔是否应植入除颤器以降低心脏性猝死的风险，或者是否需要摘除特定的健康器官以降低某些癌症的患病概率，如乳腺癌和卵巢癌等。

我有一位亲人就曾受此类致命疾病的困扰。她当时接受了阿尔茨海默病的患病风险检测，基因筛查结果表明其患该病的风险高于普通人。于是我这位亲人在这一心理阴影下生活了两年。后来她再次经过测试，在体内发现了另一变异基因，能够让她避免罹患阿尔茨海默病。

还有一个类似的例子，我有一位 50 岁的病人罹患了转移性肺癌。他的癌症最初源于肺部，后来转移到了其他器官。此类病例的预期存活率通常很低。我要求为他实施首次肺部手术的医院安排一次肿瘤基因序列测试，当时的检测结果认定，他没有可以通过药物对症治疗的变异基因。我又安排了另一家检测机构进行测试，结果显示他存在可以对症治疗的变异基因。多亏当时我们发现了目标，并运用药物减缓了癌细胞的扩散，4 年后的今天，他还活着。

在本书的后续章节中，我会详细介绍此类测试，并细致地解释基因变异及其对患者生命造成的影响。这里的关键在于，有时候不做检测比检测错误更好，人们不应该忽视二次检测的价值。但在未来，此类检测将会更加准确和可靠，降低二次检测的必要性。

医疗保健不是权利，而是一种责任

在接下来的章节中，我将提出在"医疗的幸运年代"我们需要了解和面对的一些重大问题，比如针对大量的技术进步，我们需要考虑的道德要素是什么？是否应该有相关立法？谁来领导技术研发？

未来 10 年中，数百万人的健康水平将随着医药技术的突破而得以提高，但与此同时，也会有更多的人成为假药的受害者。在不少欠发达的国家和地区，假药泛滥的情况十分常见。即使在美国和加拿大，也会由于供应链管理的薄弱，医生、药店和消费者在不知情的情况下买到假药。药品造假比印制假钞更简单，只需要一台药片压制机，这在网上不到 1 000 美元就可以买到。但由于涉及人命，此类造假行为的危害极大，尤其对于病急乱投医的患者来说。2011 年，我们使用的最重要的抗癌药之一安维汀（贝伐珠单抗）曾出现假药，被卖给美国患者，减少了患者数月的寿命。

我们投入了大量精力，来保护银行账户、信用卡以及其他重要财物的安全，却偏偏漏掉了药品。我们缺乏食品生产和经销方面的正确安全措施，导致受污染的鲜肉和奶制品上市、投入大笔资金召回产品、可怕的沙门菌或利斯特菌感染导致消费者丧命的事情屡见报端，死者中既有老年人也有年轻人。我们需要将相关的技术引入食品和药品行业，否则就会面临严重的问题。

我们还需要将医疗保健置于首要位置，如利用足跟取血法对新生儿进行健康筛查，这起源于 20 世纪 60 年代，现已成为美国强制性的检验标准。每个新生儿都需要进行筛查，这可以检测出 30 多种罕见的致命性疾病。过去我们通过血样分析获得关键信息，可以提高全美婴幼儿的健康水平。但在 2014 年 12 月，美国立法委当中的保守派说服奥巴马签署了一项新法案。该法案规定，对于美国联邦政府赞助的科研项目，所有血样都必须通知家长并征得其许可后方可使用。这么做使成本大幅提高且存在诸多困难，新法案最终决定该研究课题仅限于血样提取。我不禁想问：50 年来一直沿用的有效方法，曾侵害过谁的利益吗？

答案是否定的。利用足跟采血法获取的信息曾拯救过数万条生命，不仅提醒新生儿父母他们的孩子存在基因异常或代谢失调的可能性，还形成了免费、半匿名的数据辅助型重要课题的研究。（半匿名的意思是，个人姓名已经过编辑，但研究所需的特定个人属性仍得以保留，如性别、年龄、种族等。）每 1 500 名婴儿中就有 1 名会患某种可以通过新生儿筛查发现的疾病。由于多数新生儿貌似正常，在可诊断的明显病症出现之前，没有其他找出问题的方法，等到发病时再进行治疗恐怕为时已晚。

苯丙酮尿症（Phenylketonuria，PKU）就是如此，患者体内有一种名为苯基丙氨酸的氨基酸在血液中聚集。我们在苏打水饮料罐上，可以看到"内含苯基丙氨酸"的警告字样。苯丙酮尿症患者无法正常代谢苯基丙氨酸，这是由于某种基因缺陷导致他们体内难以产生必要的酶来分解此类物质。如果家长全然不知自己的孩子在出生时就存在代谢紊乱的变异基因，自然就无从知晓应避免摄入苯基丙氨酸。这种物质不仅存在于苏打水中，许多富含蛋白质的食品中也有。如果新生儿出生后不立即进行苯丙酮尿症筛查，就可能导致严重的发育和智力问题。

由于广泛筛查及其催生的科研活动，目前我们已积累了很多有关苯丙酮尿症等遗传性疾病的知识。但在 2015 年，由于新法案设立的门槛，大约有

40万名加利福尼亚州新生儿的健康体检没有进展，因为半数以上的参与者并未签署同意书。我不禁要问：我们是要隐私还是要科技进步？

以开车为例，驾驶员一旦年迈、存在健康问题，便会失去驾照。显然，这是因为驾驶汽车的行为会影响身边的其他人。同理，我们的健康状况也会影响其他人。一旦生病，每个人都会付出代价，因为我们需要就医，自然会在某种程度上影响家人、社会等。

对于医疗行业，我们需要遵循同样的思路。开车不是一项权利，而是一种责任。同理，医疗保健也不是一项权利，而是一种责任。为了维护个人健康，也为了营造一个健康的社会，我们第一步就要用到本书强调的一个重要工具：了解本人所处的"环境"。

人体环境的力量

当不得不告诉患者和医护人员没有其他更好的疗法时，我都不禁自问：倘若我采用不同的处理方法会怎样？哪些情况可以采用不同的方法？怎样可以改变患者的命运？有没有临床试验可以帮助患者？如何才能避免英年早逝的情况发生，让年轻的患者享受现在的生活？

是的，我们本可以做得更多。但明显的改变应该发生在患者的生活方式，甚至思维方式方面。打个比方，假如你在雾气弥漫的森林里点着一根火柴并扔出去，会发生什么？什么都不会发生。但你将同一根火柴扔向长期干旱无雨的干燥之地，它很快便会燃起熊熊烈火并四处蔓延。两种环境的区别在于，一种阴暗潮湿，一种干旱缺水。

每当我描述某人被诊断出患有癌症，而他的亲人甚至双胞胎兄弟／姐妹却可以逃过此劫时，我常常会用到这个比喻。倘若我在纽约市街头随意挑出 100 位 50 岁以上的人，并对其进行 DNA 测序分析，其中很多人会被检测出存在可能引发白血病的变异基因，但现实中只有很少一部分人会患上白血病。这一点该如何解释？我们不妨再次联想一下刚才的比喻。有的人所处环境能够有效地熄灭火种，而有的人所处的环境则起到助燃的作用。人的身体就是一种"环境"，我们每个人都处在不同的环境中，在做健康决策时必须进行充分考虑。对我有益的事情并非对你也有益，这完全取决于个人情况。如果我们能深入了解个人情况，就可以为自己做出更好的决策。

《科学》杂志在 2015 年刊登了一篇有趣的论文，呼吁社会关注一个事实：从人们眼皮上取下的正常皮肤（癌症常发区）暴露于紫外线照射之下，会聚集大量的变异基因或癌细胞促成因素。虽然致癌的变异基因早已存在，但这些人并未患皮肤癌，原因何在？可能是因为发病环境并不适宜变异基因发挥作用。紫外线照射能够导致多种基因变异，如果基因变异和皮肤癌之间真的存在绝对而直接的因果关系，那么我们都会患上皮肤癌。但实际情况并非如此。这说明癌症等复杂疾病的发病率与人体本身有关。简单地说，虽然有的人发生了基因变异，但并不足以得癌。

环境的概念具有多重性。5 年、10 年或 20 年以后，你的身体会发生变化。同理，在每天 24 小时的生理周期内，每 1 小时你的身体也会经历不同的变化阶段。早晨醒来时，你体内各类激素的水平，与现在以及今晚上床睡觉时的完全不同；与此同时，现在的基因状况与明天、下个月或数年后的相比，也都可能不同。我在医学院就读的时候，常识告诉我，基因基本上是固定不变的。但根据目前我们所掌握的知识来看，事实并非如此。正如信息是流动的、动态的，基因序列也呈现出同样的特性。我们的饮食、从座位上站起来运动的频次、睡眠深度、摄入的药品和保健品，甚至大脑认知，都会影响我们的基因序列。同时，基因序列也会对体内环境和患病风险产生影响。

很多时候，患者会得到千篇一律的健康建议，但其实这些并不一定符合个人情况。实际上，在医疗领域，我们往往会听到各种各样的言论。例如，对于每一篇科学文献所讲述、蕴含在文字之中的事实，都会有其他六七篇文章列出不实的反证，并由媒体大肆炒作。有人会说应该这样做、不能那样做，但同时也会有人提出完全相反的论调。我们还会听到令人印象深刻的新技术，说它可以根治肥胖和癌症等疾病。但问题是这些会对你有帮助吗？哪些科研成果实际上是有效的？普通人如何获得最先进的医疗技术和最新药物的治疗？哪些以数据为依据的概念和应用纯粹是糟粕？"医疗的幸运年代"里的医生该怎样为患者看病？除了已有或即将面世的高科技之外，我们还应维持哪些没有技术含量的习惯？这些问题的答案，很快就会揭晓。

医疗信息的爆炸性增长，远超人类处理信息的能力。因此，我们需要寻找一种新的途径，制订个人医疗保健方案。毕竟我们已生活在"医疗的幸运年代"，那些掌握最新信息并遵照执行的人尤为幸运。有一点我必须反复强调：能否进入"医疗的幸运年代"与个人财富、资源或社会地位无关。在以往的医疗领域中，只有负担得起手术费和私人订制的昂贵医疗方案的人才能享受到年轻状态的生活。目前，这种游戏规则已经改变。"医疗的幸运年代"不存在金钱上的歧视，它更青睐那些已做好准备、有知识的人。

我撰写本书的目的之一，就是阐明所有人都必须加入大型医疗保健体系的必要性。你目前有兴趣加入共同防病抗病者的行列吗？我相信你迟早会的。我希望你可以以一种全新的方式，逐步体验生活，享受健康。借用美国医学之父威廉·奥斯勒（William Osler）爵士的话："经验的价值不在于见多识广，而在于明智决策。"此时此刻，我们所有人都需要明智地了解自身，以及未来的健康。

THE LUCKY YEARS

HOW TO THRIVE IN THE BRAVE NEW WORLD OF HEALTH

PART 1

新兴的医疗技术
与治疗手段

01

生物疗法

发掘就在你体内的治疗方法

RICHARD

我为基因数字化的构思而着迷。基因是一长串字母代码，如同计算机信息一样。现代生物学趋向成为信息技术的一个分支。

理查德·道金斯

DAWKINS

　　几乎每一天，我都会不止一次地被问到这样的问题：X、Y 或 Z 是否有利于健康。与此同时，我遇到很多怀疑论者和否定主义者，试图与无可辩驳的有力数据一较高低。每次听到过去几十年来公众对医生的信任感直线下降的消息时，我就不免感到沮丧。1966 年，近 75% 的美国人称自己对医疗行业的领军人物怀有很强的信心，但到了 2012 年，这一比例下降到约30%。这中间到底发生了什么？这对群体健康和个人健康意味着什么？在另一个研究项目中，普林斯顿大学的研究人员发现，人们倾向于将 CEO、律师与科学家看成一类人：这三类专业人员都具有高超的水平，但都比较冷漠，他们的工作赢得了人们的尊敬，而不是信任。

　　在 2014 年，芝加哥大学的几位学者对 1 350 名随机选定的美国人开展了一次书面问卷调查。结果令人吃惊，半数受访者都相信以下某个观点：

- 企业有意排放大量的危险化学品，污染水源；
- 一家美国间谍机构使美国黑人最初感染上艾滋病毒（HIV）。还有一些人称，死亡率较高的病毒（如埃博拉病毒）被用作邪恶目的，如控制人口增长；

● 即便接种疫苗会提高孩子自闭症的发病率，美国政府还是告诉家长要为孩子接种；

● 美国卫生部官员故意隐瞒能治愈癌症的天然疗法，以使医药公司继续盈利；

● 美国政府和卫生部官员假装对"使用手机可能致癌"不知情；

● 转基因食品掩盖的是削减全球人口的阴谋，对没有戒心的消费者具有毒害作用。

令我沮丧的是，调查对象中超过 1/3 的人相信医疗行业中的腐败很常见。他们所认同的观点是，FDA 故意隐瞒癌症替代疗法的相关信息，迫使人们使用药物和接受化疗。这些论调有任何依据吗？完全没有。然而，许多人不知道如何获得没有偏见、值得信赖的信息，从而导致此类危险的谣言四处传播。一些不良商家的行为，则进一步加深了这些偏见。

我在出版第一部作品《无病时代》（*The End of Illness*）之后，做了一项揭示性调查。我按照年龄段，将调查对象划分为四组（两组为 21 ～ 39 岁，另外两组为 40 ～ 60 岁），组织他们观看我在各类电视节目中的视频片段。然后我与他们逐个面谈，询问他们对于医疗行业的总体印象以及对我本人的评价，以此评估我在他人眼中的可信度和人格。在为人热情、值得信赖、工作认真和知识丰富方面，我的得分较高，但这并非全部。我了解到，总体而言，美国人对于"专家"有一种与生俱来的不信任感。他们倾向于认为所有专家都盯着消费者的钱包，并认为医生会帮助推销药品并拿回扣，而不是仅仅以患者健康为出发点开具处方药。

除此以外，令我更加吃惊的是，美国人对维生素和药品的认知非常不同。他们从心里排斥服用药品，却偏偏不排斥维生素。这是为什么呢？依照常识判断，这是因为制药公司出于经济利益推销药品，而维生素只是出于保健目的。这一点不必多说。通过这次调查，我转变了看法，我认识到表达人文关怀要比掌握大量专业术语的医学课程重要得多。

想要改变人们对于医疗行业的固有想法很难，或许坚持原有的想法就是我们预设的生存本能的一部分。但我们已不再生活在洞穴里，而是活在具有大量信息和数据的时代。我们需要拓展新的生存本能，适应信息交流迅速且良莠不齐的时代，避免迷失方向。以保健品为例，包括知名医生在新闻媒体上大肆吹捧的保健品在内，大多数人都会很惊讶地了解到，我们对于保健品几乎没有任何监管。消费者在购买保健品时根本不了解其真正的功效和不良反应，潜在的后果可能是隐藏的，甚至是未知的。

生物信息复杂但充满希望

对于渴望寻找长寿和健康秘诀以及区分信息好坏的人来说，我能提出的最重要的建议之一，就是将自己的身体视为一个高度复杂的有机体，它具有自身的各种烦恼、习惯、喜好和需求。同时，因为人的身体状况在一生中会不断演变和进化，所以健康决策方面并没有一贯正确的答案，人们需要根据个人的价值观和独有的健康环境做出适合自己的决策。实际上，我们所处的医学时代已经可以开始为个人订制相关的处方，它既可以是总体生活方式的介入疗法，也可以是专用的药物和剂量建议，以此来预防、治疗甚至治愈某种疾病。究竟称之为个体化医疗还是精准医疗都无所谓，但目标是相同的：利用个人健康档案，进行疾病的预防、诊断和治疗，延年益寿并提高生活品质。其中"档案"一词，绝不仅仅局限于基因序列。

科学家们已成功按照顺序排好了全人类的基因组，确定共有约 3 万种基因，由约 30 亿个基本单元组成。10 多年过去了，对于改变个人 DNA 的方法，人类已有了很多发现。单凭基因无法预测疾病，因为人类的基因并非生活在真空之中，而是在很大程度上受到各种复杂条件的影响，如饮食、行为、压力、态度、药物和环境等。现在每天都会有关于基因序列与患病风险之间关联性的新发现。因此，一旦诊断出病人患有某种疾病，我们不能单独将一种原因列为罪魁祸首。发病条件很可能与人体内部复杂作用机理的一系列微妙因素有关，最终导致特定基因被激活或关闭，从而诱发了疾病。

举例来说，假如你具有可能患胃癌和心脏病的基因缺陷，这是否意味着你最终会患上这些疾病呢？并非如此。你的生活方式在很大程度上决定了这些遗传代码能否发挥作用，并成为你人生的负担。换句话说，在某种程度上，你必须选择自己的 DNA 表现方式。基因要素只占人体衰老诱因的 1/4 左右，决定了衰老速度的快慢，以及当你 40 岁时是否还能呈现年轻的状态。在衰老速度和寿命方面，生活习惯有时具有比基因更大的影响力。表观遗传学（epigenetics）① 已经澄清了自然规律和后天保养之间的对立关系。但对于表观遗传学，我个人和医生们的想法并不完全一致。例如，我不赞同做 X、Y 和 Z 能够将 A、B、C 基因有效转变为 D、E、F 基因的理论。这是医学难题之一，数据仍然含糊不清。虽然如此，但我的确相信我们每一个人都可以摆脱沦为自身 DNA 受害者的命运。很多基本的常识类建议总体上说往往是有益的，如"吃绿色食品""白天多运动"等，这些建议无可反驳。

顺便提一下，我觉得有一件事情很搞笑。在 1960 年夏天的那次研讨会上，旺达·露丝·伦斯福德的有关连体手术具有返老还童作用的报告被媒体忽视了，但会议上来自另一项老鼠实验的发现通过联合通讯社传遍了美国。当时的新闻如此报道："如何长寿？别吃！一项老鼠实验为超重人群带来了希望，最多可以延长两成的寿命。秘诀就是：食量减半。"如同前面的建议那样，这有什么好反驳的呢？我们可以因此成为未来自身健康的设计

---

① 研究在基因的核苷酸序列不变的情况下，通过环境因素（如饮食和运动）控制基因表达的遗传学分支。——译者注

师，只要我们切合实际地了解控制要点或需要节制的事情即可。

目前发现，部分基因本身足以致病，不会因为生活方式的优劣而转变。但当今诊断出的多数常见病症，都是基因和体内个体环境之间微妙互动的结果。这有助于解释为何诊断出患有乳腺癌或功能退化症的大多数女性，既没有此类病症的遗传性变异基因，也没有相关疾病的家族史。例如，美国女演员安吉丽娜·朱莉在 2013 年接受了双侧乳腺切除手术，这对她而言是正确的选择，因为她存在某种变异基因，大大提高了她患乳腺癌（及卵巢癌）的发病率。但这并不常见，在患有乳腺癌的女性病例之中，因 BRCA1 和 / 或 BRCA2 基因不良变异而发病的只占 5% ～ 10%。大多数女性是因为其他原因才接受乳腺切除术的。因一侧乳房患有乳腺癌而选择双侧乳腺切除术、同时不存在可能诱发乳腺癌的相关缺陷基因的女性，其术后存活率提高的幅度可以忽略不计，因为在 20 年内这个数据才不到 1%。

再举一个例子，心脏病对于男女而言都是头号杀手，但心脏病最常见的成因并非先天性心脏缺陷。其相关的诱因包括吸烟、过量饮酒、滥用药物、饮食不当、长期压力过大，以及肥胖、糖尿病和高血压等。请注意，所有这些诱因都是可以改变个体环境的因素。2015 年，美国根据身体质量指数（Body Mass Index，BMI）测定的肥胖的人数终于超过了超重人群。那一年并非很多人的基因代码转成肥胖基因序列，而是他们身体环境中的某种物质发生了变化，导致更多人的身体质量指数达到或超出 30（BMI ≥ 30 可判定为肥胖）。虽然这听上去是个坏消息，但幸运的是，相关环境变量往往是变化的，肥胖可以逆转。这是我们继续下一步工作所必需的积极的想法。伴随这一积极想法的，还有可能终结肥胖和其他代谢失调症的诸多新技术。

那么现在是否需要做个人 DNA 测序？没必要。我的整套观点是，你需要掌握如何利用最便捷、廉价的工具来了解自身健康和保健的方法。此外，未来的医生也没必要分析你的整个基因组，他们将利用简单的血液测试，寻找与特定风险系数相关的基因标记。我们已掌握了大约 300 个与人类健康息息相关的标记，不久将会再掌握几十个。

我相信，在 5 ～ 10 年内，我们每个人都能按照针对个人情况而设计的方案有效地预防疾病并过上健康的生活，从而使目前的各类疾病最终得到根除。但这需要我们每个人从现在起，积极地付诸行动。

基因测序并非立竿见影

2007 年，我应邀加入乔布斯的医疗团队，辅助他的治疗，同时担任他本人及全体专家组之间的传话筒。在癌症面前，乔布斯尽可能快速地做到有备无患。专家组中不仅有来自斯坦福大学的医生团队，还有来自约翰·霍普金斯大学、麻省理工学院研究所、哈佛大学的医生团队，以及田纳西大学的肝脏移植项目组。我们采取了积极的综合治疗方案，运用了当时最佳的抗癌技术，其中包括对乔布斯体内的肿瘤进行基因测序，以便选用针对发病源细胞缺陷的特效药物。这是一次革命性的尝试，与传统疗法截然不同。针对他体内所有细胞展开细胞分裂攻击，既攻击健康细胞，也打击癌细胞。

作为医疗团队的成员，我感觉自己就像在下象棋。我们混合运用特定药物，其中一部分是正在开发的新药，然后观察癌症接下来会发生什么。当它发生变异并找到一种巧妙的方法来规避我们药物的影响时，我们就在下一步棋中用另一组药物来对抗它。我永远也不会忘记那一天，我们医生和乔布斯挤在酒店房间里，一起讨论癌症基因测序的结果。

这种基因测序可不是像读者想象的那样立竿见影。如同解读某人的基因档案可能需要凭借主观直觉一样，基因测序也是如此。对于同一位患者，来自不同大学的优秀基因测序专家会解读出略有不同的 DNA 档案，乔布斯的基因筛查就属于这种情况。哈佛大学的肿瘤 DNA 测序结果与约翰·霍普金斯大学的结果不完全吻合。这给我们已制定的策略增加了相当大的难度，迫使我们全体聚在一起，核对分子数据，并制定下一步的工作计划。

我多希望我们能够挽救乔布斯的生命，或者把他的癌症转为分子层面可控的慢性病，从而延长他的生命。我坚信总有一天，癌症会成为一种可控的疾病，就像人们可以长期患有关节炎或 I 型糖尿病却能与之共存，直到最终因老年性心脏病或中风才寿终正寝那样。设想一下，未来我们不仅能够编辑自身的基因并长寿，还能远离癌症，剥夺其复制能力，将其扼杀在萌芽状态。从基本视角来看，基因就是以 DNA 代码的形式存在的人体指令。由基因缺陷诱发的癌症，可以让含有此类缺陷基因的不良细胞阻止自身死亡或继续分裂，从而形成更多癌细胞，损坏身体组织和功能。因此，从分子学抗癌疗法角度而言，我们要想尽可能地长寿，就如同纠正个人文档中的拼写错误一样简单。癌症将成为一种可控的"终身监禁"，而非死刑的判决。

现在已经有一种基因编辑工具，称为成簇的规律间隔短回文重复序列（Clustered Regularly Interspaced Short Palindromic Repeats，CRISPR）。这种工具很容易使用，也很有效，但由于它能修改人类 DNA 并遗传给子女和后代，引发了诸多忧虑。

一方面，我们可以用它来治疗先天性或后天患上的遗传病。在《新英格兰医学杂志》的一篇优秀技术评估论文中，麻省理工学院和哈佛大学的布罗德研究所主任埃里克·兰德（Eric Lander）博士介绍了这种工具的部分实用功能：

> ……基因组编辑还有着光明的医疗前景。对于已感染 HIV
> 的患者，医生可以编辑他的免疫细胞、删除 CCR5 基因，仿照

缺乏该基因功能但具有 HIV 抗体的 1% 的美国人情况，给予
其 HIV 抗体。在治疗因常见视网膜色素病变所引发的进行性
失明时，医生可以使视网膜细胞中的突变等位基因失活……
编辑血液干细胞的相关基因，还可能治愈镰状细胞贫血症和
血友病。

优劣好坏总是相生相伴的。另一方面，这一令人难以置信的超强技术可
用于控制此前人类无法控制的属性，如智力、体质和容貌。目前我们尚不
清楚修改哪些人类基因组会导致永久性的基因变异，从而对子孙后代造成
影响。如果编辑了某部分基因序列，虽然降低了 X 疾病的患病风险，却意
外增加了 Y 疾病的患病风险，那又该怎么办呢？正如兰德博士所写的那样：
"将 CCR5 基因变异删除能够预防感染 HIV，但同时也提高了西尼罗河病毒
的感染概率，多个基因变量对 I 型糖尿病和克罗恩病的患病概率有着截然相
反的效果。"事实上，虽然我们的知识体系尚不完整，但我们会在应对各种
可能性和挑战的过程中学到更多，包括技术、逻辑、伦理以及道德。我赞同
兰德博士的结论："我们从首次读取人类基因组至今仅用了约 10 年时间，在
我们开始复写人类基因之前，应尽可能做到小心谨慎。"

过去几年里，全球各地的数千家实验室已开始运用 CRISPR 技术展开
科研工作。2012 年，加州大学伯克利分校的生化学家珍妮弗·A. 杜德娜
（Jennifer A. Doudna）的研究发现使得编辑人类基因成为可能，这项发现仿
佛一夜之间改变了这一研究领域。2015 年 4 月，中国科学家称他们完成了
人类胚胎基因组的首次编辑。真了不起！如今，世界各地都涌现出了诸如此
类的发现，我们需要为此做好准备。过去，新的科学知识或技术随着医学文
献发表后，需要很长时间才能进入主流医学界及联合研究机构的实验室，被
普通医生运用更是遥不可及。虽然据统计，科研证据成为临床实践的一部分
通常需要 17 年，但在"医疗的幸运年代"里，这一时间将会迅速缩减。只

需几天或者数小时，新研究成果或新技术便可使患者受益。但对于 CRISPR 一类的技术，我们必须先制定相关法律法规，方可启动相关临床实践。

与乔布斯的二进制计算机编程世界截然不同的是，我不得不在医学科技和药理学之间模糊的边界上做出妥协，这也是我对他的离世感到悲痛的原因之一。他难以理解，为何我不能像手机工程师那样，修复他本人的"程序"缺陷。

但在那 4 年间，我再次领悟到根据自身身体状况做出细致调整的重要性。乔布斯在聆听和领悟自身身体诉求和需要方面有着超强的能力。有些人可能难以认同这一点，认为他在抗癌早期做了一些不明智的决定，如拒绝接受可能挽救生命的手术，选择针灸、食疗并辅以保健品，但这些都不是关键。我坚信，我们每个人在面对健康问题时，都应当自行做出决策。没有人能够否认乔布斯始终忠于自身愿望、价值观和个人医疗决策的事实。而最初他没有选择其他疗法，可能因此降低了自己的存活概率，但这也不是关键。这是他生命历程的一部分，他没有做任何违反道德常规的事。在制定自己的医疗方案和生活方式的过程中，乔布斯自始至终都在积极地参与。对他而言，实践自身的抉择才是关键。直到临终前，他始终保持着自我意识，让直觉指导自己的每一个行动。我希望不仅我自己，还有我的所有患者、亲人和朋友也都能具备这种思维意识。

乔布斯曾对我说："健康听上去就好比是我必须吃下去的食物，但食物的味道真的很差。"他要我保证，不要把 health 一词写在我第一部作品的名字中。但现在，我要在自己的第二本书的副书名中使用这个词，因为如今的医疗保健环境已大有不同。我们生活在一个令人兴奋的时代，这个世界正在为我们提供越来越多的机会，让我们的多种选择得以实现。

从以毒攻毒到免疫疗法

18世纪末，英国学者托马斯·罗伯特·马尔萨斯（Thomas Robert Malthus）撰写了6本颇具争议的书，他在书中以世界人口不断增长为基础，精心勾画了一幅世界末日图景。当时的世界人口为8亿，马尔萨斯预测，一旦世界人口达到20亿，地球上便会出现毁灭性的饥荒和战争。由于生存资源和耕地有限，地球承载不了那么多人。虽然马尔萨斯的预测相当准确，很多与他同时代的人都同意这一主张，即"人口负荷绝对会超出地球所能提供的人类生存资源"，但看看我们身边的情况吧。显然，我们摆脱了他的预言——"马尔萨斯灾难"。

2011年，世界人口突破70亿大关，目前正在向2030年前达到80亿稳步挺进，或许那一天会来得更早。马尔萨斯没能预计到技术革新所带来的影响。新技术使人类度过千禧年，并将继续生存下去，但前提是我们必须将科技视为重中之重。诚然，我们需要解决全球变暖问题，为开发水资源做出安全规划，解决贫穷和污染问题，终结全球饥荒，预防慢性病并发现新的能源。通过技术革新，在"医疗的幸运年代"里，我们有望实现以上各项目标。

几代人以前的科学家们所做的实验，如伦斯福德的连体鼠实验，在今天仍然具有意义，这使我们对明天充满信心。我不禁联想，还有多少被人遗忘的研究项目里隐藏着攻克现代人疾病的钥匙。有时我甚至怀疑，其实我们已经拥有了治疗疾病所需的所有药物，只是尚不清楚哪些药物应该用于哪些病症。

一度被认为疯狂或令人难以置信的早期构思，却在21世纪医药界获得重生的另一实例，当属威廉·科利（William Coley，见图1-1）及其毒素研究的故事。

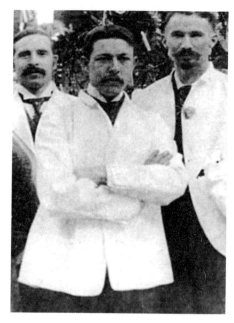

图 1-1　威廉·科利

威廉·科利（居中）身着医生制服，出席 1892 年纽约市偏瘫病医院（现称特殊外
科医院）的圣诞节聚会。

　　1891 年，威廉·科利在纽约肿瘤医院（纪念斯隆－凯特琳癌症中心的
前身）担任外科医生的时候，翻阅了骨癌患者的医学病例，发现了患者弗雷
德·斯坦（Fred Stein）的恶性肿瘤病例。斯坦在感染丹毒（化脓性链球菌感
染）并因此发了一场高烧之后，其癌症状况有所减轻。科利意识到，这并非
癌症患者感染化脓性链球菌后体内癌症状况有所消退的第一起上报病例。接
下来，他刻意为无法进行手术、患有恶性肿瘤的患者先注射活菌，再注射灭
活菌。他当时的想法是，促进细菌感染并以此刺激免疫系统，让其同时对肿
瘤展开攻击。这种做法偶尔也会有效，部分患者体内的肿瘤消失了。在接下
来的 40 年中，科利作为医院的骨癌科主任，运用非常规疗法，即所谓的免
疫疗法，利用机体免疫系统的偶然性自愈能力，治疗了 1 000 多名骨癌和软

组织癌患者。

科利的细菌灵药被誉为"科利毒素"（Coley's Toxins），这种治疗方法被称作"以毒攻毒疗法"，其运用过程并非一帆风顺。尽管科利及其他使用以毒攻毒疗法的医生偶尔收到绝佳的效果，但他们饱受拒绝相信此疗法的同人们的批评。在饱受严厉批评的同时，放射疗法和化学疗法也正在发展，这导致科利的以毒攻毒疗法逐渐消失。但现代医学证明其原则是正确的，部分癌症对强化后的免疫系统很敏感。目前，科利被奉为"免疫疗法之父"之一。

过去 10 年，免疫疗法的应用呈爆炸性增长，尤其被视作晚期肾癌、皮肤癌、淋巴瘤、部分肺癌以及其他几种癌症的有效疗法。虽然免疫疗法使很多患者受益，但它并不是所有病症的灵丹妙药。对于很多不同的癌症类型，我们还需要掌握更多的知识，方可确保这一疗法的安全性和有效性。目前，对于医疗方式选择有限或缺乏有效疗法、总存活期中位数不足两年的患者而言，这一疗法可以产生延长寿命的积极作用。从肿瘤学角度而言，存活期中位数是指从诊断或开始治疗之日起算，半数被确诊为癌症的患者仍然活着的时间长度。

现代免疫疗法有两种方法：一是向人体输入药物，释放体内自身的免疫系统活力，使之攻击癌细胞；二是注射一种名为 T 细胞的特殊免疫系统细胞，该细胞采自患者本人，在实验室中经过改进，使之能够直接锁定和攻击癌细胞。这种经过改进的 T 细胞被称为 CAR T 细胞，即 Chimeric Antigen Receptors（嵌合抗原受体）的英文缩写，它实际上是一种球蛋白，可以让 T 细胞识别和攻击特定肿瘤细胞中的某种蛋白质，也称为抗原。这两种方法的目的是相同的：利用免疫系统的强大威力，检测和攻击癌细胞，使之难以在体内隐藏和无节制地繁殖。

其中最受瞩目的药物当属检查点抑制剂。它能够解除对免疫系统的抑制力，使之对癌症发起攻击。该疗法本身被称为检查点抑制疗法。举例来说，人体内有两大"开关"，阻止免疫系统攻击肿瘤细胞，它们分别是 GTLA-4[①] 和 PD-L1[②]。当"开关"处于开启状态时，免疫系统被关闭，无法识别和杀死癌细胞。但当我们扰乱"开关"功能，使之无法发挥作用时，就会使免疫系统设置 T 细胞作为"保安"，寻找和歼灭癌细胞。需要注意的是，癌症并非外部细胞综合体，而是我们自身的细胞出现了问题，使免疫系统无法察觉到它们的存在。

目前，在一项最新的专用临床试验中，杜克大学的研究人员通过运用重新异化的骨髓灰质炎病毒，来尝试另一种不同的免疫疗法。利用病毒攻击癌细胞的方法已经有 100 多年的历史，但人类直到现代才具有实施此类实验所需的技术和知识。美国最后一例先天性骨髓灰质炎感染病例发生在 1979 年。杜克大学的研究人员注意到该病毒有一个有趣的特性：它会通过被称为受体的"大门"，进入并杀死细胞。研究结果表明，骨髓灰质炎病毒的特殊受体在多数纯肿瘤细胞中存在，包括肺癌、乳腺癌、脑癌、前列腺癌等，而多数正常细胞中不存在。问题是，它也会附着在被称为神经元的神经系统细胞上。当癌细胞被杀死后，脊髓灰质炎病毒会导致肌肉瘫痪。通过将感染正常神经元的病毒致病部分提取出来，使用无害的感冒病毒取而代之，只保留能够附着和杀死癌细胞的病毒部分，便可创造出安全的病毒。在直接注射进肿瘤后，它会在感染部分癌细胞并杀死它们的同时，刺激人体免疫系统。免疫系统被唤醒后，会"感知"到脊髓灰质炎病毒，同时也会杀死尚存的其他肿瘤细胞。该病毒能够将肿瘤判定为异物，唤醒人体免疫系统并展开攻击。

截至目前，有关脊髓灰质炎病毒的研究，主要集中在患有晚期恶性胶质

---

① 即 cytotoxic T lymphocyte-associated protein 4，细胞毒性 T 淋巴细胞相关抗原 4，可抑制 T 细胞的增殖、活化。——译者注

② 即 programmed cell death-Ligand 1，程序性死亡受体－配体 1，参与免疫系统的抑制。——译者注

瘤的患者上。这是一种最致命、扩散最快的脑癌，常常在常规疗法不奏效后的数周内导致患者死亡。研究人员已成功将部分患者的生命延长了数月，甚至数年之久（见图 1-2）。

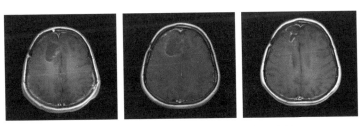

图 1-2 一位患脑瘤的 20 岁大学生的脑部 X 光片

在肿瘤中直接植入导管、输入抗体，运用变异的脊髓灰质炎病毒 PVS-RIPO 对其进行治疗。第一张 X 光片显示肿瘤情况（脑部左上方暗色区域）；第二张是治疗 2 个月后的效果（由于抗肿瘤反应导致发生炎症，肿瘤的实际体积变大）；第三张显示患者治疗 9 个月后，肿瘤缩小。

人类可以运用自身免疫系统治愈癌症的想法颇有传奇色彩，但并非不存在危险。毕竟我们自身的免疫系统被允许全速运转时会异常强大，因此解除对免疫系统的抑制作用可能存在一定风险，甚至无法确定其是否能够歼灭疯狂滋生的病魔细胞。部分患者在接受了免疫疗法后，因体内免疫系统在不受约束、不加甄别地攻击癌细胞的同时，也攻击了人体所必需的健康组织和器官，故而在诱发了可怕的综合征之后死亡。通过不断的临床试验，研究人员希望未来能够攻克这一难题。现在和未来，免疫疗法都是克服癌症的重要武器，但现阶段尚存在癌症种类和受益患者个体的局限性，难点就在于如何能够提前预测这种疗法对哪些患者有益。我们还需要提高有关检查点抑制剂或其他免疫系统调整介入疗法的综合运用水平，才能为人体免疫系统提供最适合的抗癌武器。

实际上，某种癌症的基因变异越多，就越容易利用某种免疫疗法做针对性治疗，因为对于人体自身免疫系统而言，这会提高它对"异物"的判断准确率。换句话说，肿瘤发展越异常，就越难逃避免疫系统的检测，尤其是当部分药物疗法已唤醒免疫系统的高度警觉性，为其配备了特殊的"夜视镜"功能后，情况更是如此。约翰·霍普金斯大学悉尼金梅尔综合癌症中心的研究团队已在《新英格兰医学杂志》上发表了一篇专题论文，揭示了这一现象。

人体 DNA 总在不断修复，运用的工具被称为"DNA 错配修复基因"。约翰·霍普金斯大学的研究小组对比了 DNA 错配修复基因的存在和缺失，即人体免疫系统用于识别和修复失常 DNA 的基因代码。他们发现，无论癌症是什么类型，在此类修复系统工作异常的情况下，与错配修复基因完好无损的情况相比，肿瘤更易对免疫功能抑制系统的变化、抗 PD-1 类药物做出反应。换句话说，肿瘤细胞修复 DNA 的能力越弱，患者的治疗效果就越好。免疫疗法通常不自成体系，往往搭配其他疗法一同应用，包括化学疗法、放射性疗法以及分子靶向疗法等。在配备了"附属武器"之后，免疫疗法将成为一种更强大、不可或缺的工具。

还有一个关于免疫疗法的有趣发现，接受该疗法的许多患者常常反映，虽然癌症仍在体内，肿瘤甚至可能增大了，但他们的自我感觉变好了。然而我的专业令我难以接受这一点，我唯一的衡量指标就是肿瘤缩小。减缓肿瘤的增长速度，使患者感觉更好，或者患者的存活期超出预期，都不能归为癌症治疗成功的范畴。

假如你来找我看病时肿瘤已有 5 厘米，经过我治疗几个月后，肿瘤变成了 7 厘米，这能称得上有效吗？在不治疗的情况下，肿瘤本来会发展到 15 厘米吗？在使用减缓或终止癌症发展的新药时，医生及患者往往会一叶障目。在任何随机的临床试验中，药物可能帮助部分患者延续生命，但对于每位患者的个人病情却极难搞清楚实际效果。此外，治疗成功与否对每位患者而言，标准也不同。比如，如果患者服用 X 药物能多活两年，在能够承受不良反应、获得数年优质生活的前提下，他会不会担心肿瘤能长多大？我从未听患者说过"我希望自己去年就死掉"。即便是病情最严重的患者，也不会后悔自己的寿命超出预期。如果能多活一天，他们愿意做任何事情，也常常愿意尝试新疗法，不管它们听上去如何荒诞。总之，在充满畏惧、逃避死亡的过程中，他们愿意承担风险。

益生菌对健康的重大影响

大约在威廉·科利研究以毒攻毒疗法的同一时期，俄国科学家埃黎耶·梅契尼科夫（Elie Metchnikoff，见图 1-3）揭示了乳酸菌与健康之间的关系，并且试图不让评论界对这一信息保持缄默。

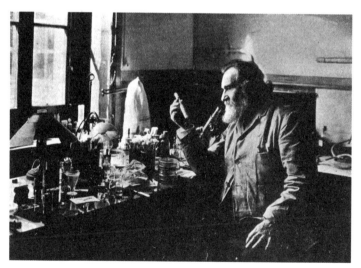

图 1-3 "天然免疫之父"、1908 年诺贝尔生理学或医学奖获得者埃黎耶·梅契尼科夫

梅契尼科夫被视为"天然免疫之父"。他为"食用益生菌有利于肠道菌

群营养环境，肠道菌群辅助实现人体机能"这一如今被广泛认可的理论奠定了基础。梅契尼科夫预测出当代免疫生物学的很多理论，也是第一位提出乳酸菌有益于人体的学者。根据他的理论，疾病和衰老过程是由特定菌落组织在肠道中释放有毒物质而得以加速的，而乳酸菌能够通过将有害菌替换为益生菌来延长人类寿命。他的想法源于保加利亚农民普遍长寿的现象，他推断这可能是他们习惯食用发酵奶制品（主要为酸奶）的结果。在这一理论基础上，梅契尼科夫每天都饮用酸奶。早在一个多世纪以前，他就称："口服发酵菌产品能促进胃肠道益生菌的摄入。"但 10 多年之后，科学界才得以验证和开始理解梅契尼科夫的大胆推断。2015 年的多项研究证明了微生物群的力量，其中一部分表明，摄入特定食物会改变胃肠道菌群，诱发人体代谢综合征和肥胖，或使人的代谢调节趋于正常，从而保持苗条身材。关于微生物群，我将在后文中循迹探索更多的相关发现。在未来，更好地调节体内微生物的平衡将很可能是人类健康方程式的一部分。

2008 年，《欧洲免疫学杂志》（*European Journal of Immunology*）隆重纪念梅契尼科夫荣获诺贝尔生理学或医学奖 100 周年，以一篇热情洋溢的文章高度评价了他的生平以及对人类社会做出的贡献。梅契尼科夫第一次提出自然免疫学和患病的关系、炎症反应的意义、消化在免疫功能中扮演的角色、肠道菌群的重要性，以及免疫系统中复杂的原生和非原生的概念使人体能够分辨自身细胞以及外来入侵者等理论。他甚至确立了科研活动的实质，教会了人们从观察到推断再到实验分析的整套流程。在临终前，他一直坚信摄入益生菌有益处，尤其是乳酸菌，还鼓励别人也这样做，但常常遭到冷嘲热讽。关于他向希望长命百岁的人灌输益生菌有益健康一事，还流传着不少漫画，如图 1-4 所示。

要是梅契尼科夫能看见今天的世界，那该有多好！科学界最终跟上了他的思想。在"医疗的幸运年代"里，我们将继续让前人的智慧散发出来。

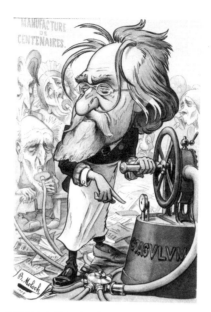

图 1-4 《百岁老人的制造者》（*Professor METCHNIKOFF*）

梅契尼科夫相信（发酵）酸奶食疗法还能够帮助人阻止衰老。当他的研究成果公开
后，法国的一幅漫画《百岁老人的制造者》讽刺梅契尼科夫一心将益生菌当成灵丹妙药。

今天，你可能并不知道晚上临睡前喝杯红酒是否有利于健康，每天服用
一小片阿司匹林好不好，以及益生菌是否有助于消化，但不久之后的血液检
测就会让你发现哪些对健康最有利。即便没有形成固定知识，你也可以付诸
行动。在等待确切的研究结果证明独有的生活方式和环境对健康有方方面面
的影响之前，我们可以从其他医学领域找到充分实证，帮助你做出最佳的
选择。

THE LUCKY YEARS
HOW TO THRIVE
IN THE BRAVE NEW WORLD
OF HEALTH

02

延缓衰老的新技术
找到衰老的原因，对症下药

WILLIAM

搞明白什么样的人会患病，要比搞明白患的是什么病重要得多。

威廉·奥斯勒

OSLER

如果我让你明天去看医生，接受细致的检查以及一系列检测——胆固醇、体重、血糖、肝肾功能、新陈代谢、心肺功能、血细胞计数、认知功能，甚至 DNA 筛查并检查口腔健康，那么在今晚临睡前，你除了多刷一会儿牙，还能做些什么样的准备呢？对于可能的检测结果，你现在是怎么想的，是否会感到紧张，是否懊悔早餐所吃的东西，或过去 1 年乃至几年来的生活方式？当你设想 10 年或 20 年后自己的样子、自身的健康情况时，首先会想到什么？如果最后一个问题是所有问题当中最难回答的，那么有相同感觉的恐怕不只你一个人。

2013 年，《科学》杂志刊登了一篇十分有趣的报告，作者是来自哈佛大学和弗吉尼亚大学的 3 名研究人员。其中一位是丹尼尔·吉尔伯特（Daniel Gilbert），他是一位社会心理学家，因一系列引人思索的课题研究而闻名，如，什么让我们感到愉悦、人类如何决策，以及如何预测我们对未来事件的"愉悦反应"等。换句话说，他研究的是人类今后的自我心理：我们自认为的自身情感状态的未来发展趋势。

如今，如果请你客观公正地评估一下过去 10 年中你所发生的改变，你会怎么回答？根据吉尔伯特的研究结果，你会承认自己变化很大，但如果问未来 10 年的变化，你很可能会说预计不会发生太大变化，因为你已经定型。这就是吉尔伯特及其同事在评估了 19 000 多名 18 ～ 68 岁的研究对象的喜好、个性和价值感后的发现。他让研究对象做了两件事：评估过去 10 年来的自身变化，并设想未来 10 年的自身变化。令人惊奇的是，无论研究对象是年轻人、中年人还是老年人，他们都相信自己过去的变化很大，但预测未来不会有太大变化。显然，我们都将现在视为分水岭，觉得自己已成为自己想要成为的那个人。这一先天倾向有很多现实的后果，吉尔伯特写道：

> 时间是一种强大的作用力，能够改变一个人的爱好，重塑价值观及转变人的性格。我们怀疑人们通常会低估这些变化的幅度。换句话说，人们可能相信，自己今天的样子大体上就是明天的样子，而事实上，与昨天相比他们已有了根本性的转变……虽然明知过去变化很大，但人们预计自己未来的变化很小……这一倾向容易使人做出错误的决策。我们把人们这种习惯性低估未来变化幅度的倾向，称为"历史终结错觉"（见图 2-1）。

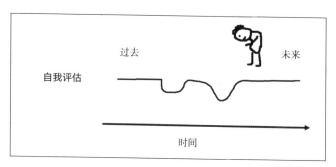

图 2-1 "历史终结错觉"示意图

"历史终结错觉"这一现象表明，人们在自我评估过程中看不到未来的变化，只能意识到以往的变化。

有一句非常有趣且与健康问题相关的话是这么说的："如果人们难以想象自身的特点、价值观或爱好在未来将会发生哪些变化，那么他们自然会假定发生相关变化的概率很低。简而言之，人们可能会将个人变化困难与发生变化本身的可能性混为一谈。"

难道这就是我们难以调整自身行为，以便提高长寿和健康概率的原因吗？如果说我们难以预测自己的未来，自然今天煞费苦心地做出改变就成为一大难题。试着劝我行我素的 10 多岁的孩子少吃糖，劝 20 多岁的青年尽量少在单身派对上饮酒，劝 40 多岁超重的中年人自觉地开始加强锻炼，或者劝有着 40 多年烟龄的 60 多岁的老年人戒烟……这些尝试的结果可想而知。我说这些话的道理想必大家都懂。吉尔伯特的研究成果说明，大多数人都相信自己有迷人的个性、令人青睐的价值观以及丰富的知识储备。因此，当这一切达到顶峰时，我们会拒绝考虑做出改变的可能。人们还倾向于相信自己很了解自己，并且"一想到未来要做出改变，便可能会威胁到这一信念"。吉尔伯特及其同事们的一句话完全讲到了关键点上："总的来说，人们往往会自我感觉良好，并从这一认识中体验到安全感，'历史终结错觉'可能有助于人们实现这些目标。"

在医疗领域，我们不难看出这种思维只是一厢情愿的预言：你没有做出本该做出的改变，并最终必须对由于不作为而导致的健康恶化做出反应。同时，这也导致我们始终抱持"这不可能发生在我身上"的观点。我们都会做出深刻影响自身未来命运的决定——从日常生活习惯，到职业、婚姻伴侣，再到是否生儿育女。但如果我们总设想今天就是撇开过去的分水岭，又如何能够做出更明智的决策呢？如何在生活中有动力做出必要的改变，使明天生活得更好呢？吉尔伯特称，人们日后会因为"历史终结错觉"而对今天所做出的决策感到后悔。我提倡生活在"医疗的幸运年代"里的每个人都能意识到这一现象，并运用它做出明智的选择，最大限度地提高步入中老年之后的生活品质，不再留有任何遗憾。我想能够做到这一点的一种途径就是理解并接受这一事实：我们的身体都是高度复杂的生命体。

认识自身机体的复杂性

人类衰老的原因是我们所面临的最迫切的问题之一。对此目前没人知道答案，甚至不知道如何定义其过程，但相关的理论有很多。世界上每天都会有新的研究成果面世，试图解释为何人类会随时间推移而衰老，直至无法补充自身细胞、跟不上新陈代谢的速度以及无法避免退行性疾病。例如，2015年由德国科学家带头的一项研究发现，人体细胞中的特定区域，即内质网（endoplasmic reticulum）会随着高度老龄化而失去活性，导致蛋白质无法正常成熟。与此同时，细胞的另一区域，即细胞溶胶（cytosol）集聚了氧化损伤的遗留物质。虽然人们此前对这一特性一无所知，这一研究成果对衰老原因有了新的认识，但是它依然未讲清楚完整的成因。没有任何理论能够做到这一点，因为衰老现象不能以单一路径来进行预测。

衰老导致各类生物途径失去畅通性，使其异常复杂地交织在一起，同时，它还导致从心脏病到癌症在内的衰老疾病的基本生物过程相互之间的差异也变得很大。虽然疾病的范围广泛、固有的独特机制各不相同，但其中最关键的成因就是衰老本身，即年迈体衰。

人体中特定"开关"的打开或关闭是衰老的成因之一，尤其是在成年人具有生育能力之后。根据近年来美国西北大学科学家的一项研究发现，包括人类在内的所有动物体内都存在一个基因开关，它会在性成熟后的某个节点被激活，并随之关闭保护机体所必需的蛋白质的细胞应激反应功能。如果我们现在能掌握这一开关的启动方式，通过提高衰老细胞的应激能力来保护它们，就能保持身体细胞质控系统的正常运转，并使其表现出年轻的状态。

此外，DNA 变化（变异）可能会导致阿尔茨海默病和癌症等疾病。人体基因中存在的一部分程序决定了衰老和死亡，因此我们必须开始对基因进行调节，如关闭"死亡"或"衰老"开关，这样才能维持生命运转，不仅能延长寿命，还能延长健康生活期。科学家们已经能修改蠕虫体内的特定基因，在小范围内延长其生命。那么对于人类，我们为何不能学习掌握相关的技术呢？

虽然我们倾向于认为衰老是机体功能衰退、体弱、易患疾病的综合反应，但这是一个很大的误区，至少对于人类以外其他物种的衰老现象而言是这样的。实际上，衰老现象呈现出令人惊讶的多样性。南丹麦大学、昆士兰大学、阿姆斯特丹大学等学校的联合研究人员于2014年发表的被刊登在《自然》上的论文对此给予了证明。他们描述了从狮子、虎鲸、狒狒、虱子、蜥蜴、线虫，到海藻、橡树、水蚤、青蛙和寄居蟹等各类物种的衰老过程。研究对象涵盖11种哺乳动物、12种脊椎动物、10种无脊椎动物和13种植物。

对于一些物种，科学家们记录了可以预期的衰老表现：死亡或因病死亡的风险加大。实际上，多数哺乳动物（包括虎鲸和人类在内）及水蚤等无脊椎动物都符合这一模式。但是，也有部分物种的死亡率随着衰老而不断下降。换句话说，它们的死亡率随着年龄的增长而下降。在部分野生动物群体中，死亡率随年龄增长（在理论上）下降到接近于零。地球上哪些物种可以做到这一点呢？沙漠陆龟和许多植物。它们在年轻时死亡率最高，随着年龄的增长，死亡率稳步降低。

令人惊奇的是，还有一些物种的死亡率相对恒定，不受年龄的影响。随着年龄增长，它们只是身体的机能变弱或变强。在小型淡水动物大乳头水螅（其嘴部和触角见图2-2）身上，这一点最为显著，它们的死亡率始终较低。事实上，在实验室的理想环境下饲养该生物，可以做到使它永远不会死。根据一些科学家的计算，如果在特定环境下饲养水螅，使之不存在普遍意义上的衰老，其中5%可以至少活到1 400岁。这听上去像是科学幻想，但这与让老鼠返老还童的想法如出一辙。

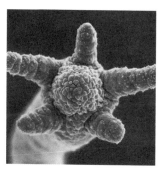

图 2-2 电子显微镜下的大乳头水螅的嘴部和 5 个触角

该物种可以真正做到长生不老，至少相对于人类是这样的。

有几种植物和动物可以在它们的整个生命周期内保持死亡率基本恒定不变。此类实例有，植物如杜鹃花、荚蒾属类等；动物如寄居蟹、蜥蜴类、红腿蛙等；海洋生物如昆布（一种海藻）、红鲍鱼以及红柳珊瑚等；还有几种名称怪异的鸟类，如大山雀和白领姬鹟等。

在分析了 46 个物种的繁殖模式之后，我们惊讶地发现了一些与普遍衰老观念显著不同的模式。在一段相对较短的时期内，人类的繁殖能力较强，其他哺乳动物也是，如虎鲸、大猩猩、岩羚羊等，雀鹰等部分鸟类也是如此。但部分物种的繁殖能力会随着年龄的增长而增强，这种现象在龙舌兰及一些罕见的山地植物中尤其普遍。与之相反，秀丽隐杆线虫等一些线虫一出生就具有超强的繁殖能力，但很快便会失去生育功能。

并非所有的物种都会随着年龄增长而变得体弱、死亡率上升。部分物种随着时间推移会变得更强壮、更不易死亡，而另一些物种实际上对衰老是免疫的。简而言之，年老则体弱、生育能力下降并非一项自然法则。一方面，有些物种可以拥有很长的生命周期，但死亡率会逐渐升高；另一方面，有些物种的生命周期很短，但死亡率则呈逐步下降的趋势。借用该研究项目首席负责人兼作者欧文·琼斯（Owen Jones）的话：“以物种的生命周期为基础来分析衰老是没有意义的，而根据死亡率曲线定义衰老，即按照物种随年龄增长的死亡率增减或恒定情况来定义衰老则更有意义。"他希望自己的研究能够引发这一神奇领域内更多的研究成果，帮助大众解决人类衰老问题。

研究人类衰老的一大障碍是在其他物种身上找到与人类衰老相同的模式。虽然老年人，尤其是百岁老人，往往是科学研究的逻辑集中点，但此类研究活动的进度慢似冰川移动。我们不妨设想一下：你需要用七八十年乃至更长的时间来分析人类衰老进程，才能掌握介入疗法的成果，这恐怕不太切合实际。因此，我们用生命周期只有三四年，但与人类 DNA 存在许多相同特征的老鼠作为研究对象，借此反映人类自身衰老进程的许多特性。通过对老鼠的研究，我们了解到，随着年龄的增长，基因会或多或少地失去活力。我们可以通过药物，使老鼠活得更久、更健康。

另一种具有研究价值的动物是绿鳉鱼（见图 2-3）。这是一种非常罕见的鱼，主要生活在东非雨季期间所形成的池塘中。鱼卵从泥土中孵化并孕育出生命后，只需 40 天便可长大，体长约 6.5 厘米。它们的生命周期只有几个月，但衰老现象与人类的惊人地相似。如同人类会随时间推移而衰老一样，绿鳉鱼也会随之失去学习新事物的能力。它们的免疫系统会衰弱，肌肉组织会像老年人一样萎缩，雌性将失去生育能力。

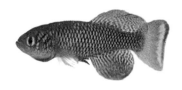

图 2-3　绿鳉鱼

绿鳉鱼，寿命很短，其中部分品种只能存活两三个月，是衰老研究的理想标本。绿鳉鱼成熟后，体长可达到 6.5 厘米。

斯坦福大学的一组研究人员将绿鳉鱼的研究活动提升到了一个新的高度。他们对这种鱼的整个基因组进行测序，并在此过程中认定其存在一系列影响其他物种衰老的基因，包括老鼠和人类在内。研究人员甚至开发了分子工具，来编辑绿鳉鱼的基因，其中就包括 CRISPR。我曾将 CRISPR 描述为，它可以像剪刀那样切除 DNA 片段，以便将其替换为其他 DNA 序列。运用这种技术，研究人员设法调整了绿鳉鱼与衰老有关的特定基因，并影响了其衰老现象。诸如此类的研究活动很令人兴奋，这为抗衰老治疗带来了希望，帮助人类减缓衰老速度并获得长寿。例如，研究发现有一种复合物可以使绿鳉鱼多存活两周，我们最终有可能在其基础上研制出使人类多活数年的药物。

但身体环境很重要。50 岁的人的身体环境与 20 岁的人的身体环境大不相同。同理，糖尿病兼哮喘患者的身体环境与心脏病和抑郁症患者的身体环境也不相同。但在理想情况下，所有身体环境都是可以调节、护理并达到延缓衰老目的的。如果这一理论不正确的话，我们就不会在同一年龄段的人群身上看到如此多的显著差异，而他们的区别只是生理年龄明显不同。在杜克大学的人类发育与衰老研究中心，科学家们曾与其他科研机构相互协作，跟踪观察了约 1 000 名于 1972 年和 1973 年出生的新西兰人，即达尼丁研究项目（the Dunedin Study），计算他们成年后 20 年，即满 38 岁时的生理年龄（与实际年龄的对比见图 2-4）。虽然近年来生理年龄的计算工具大量涌现，包括一些网站在得到几个数据及有关个人生活方式的相关信息后，便可计算出用户的生理年龄，但客观地说，我们还没有生理年龄的统一临床衡量标准。

为了准确地反映衰老过程，研究人员使用一系列广泛的参数，作为理论生理年龄的衡量依据，其中包括肾功能、肺功能、肝功能、低密度脂蛋白（也称为"坏"的胆固醇）、牙齿健康度、新陈代谢及免疫系统、认知健康，甚至眼底血管状况（眼部的毛细血管已被认定能够反映脑血管的健康状况）。研究人员跟踪的生物指标共有 18 项，其检测结果将与老年人的常规仪器体检结果相对比，包括协调能力、肌肉强度、步态以及认知能力等。

研究人员在检查 26 岁、32 岁、38 岁三组志愿者之后发现，虽然大多数人的衰老速度正常（生理年龄与实际年龄一对一逐年对应），但也有少数人群的衰老速度惊人地加快或减慢了。实际上，研究结果显示，38 岁那组志愿者的生理年龄介于 28 ～ 61 岁。有些人在一年中，竟能够衰老 3 岁。生理学意义上的年长者，相貌也较老。其中一项更令人不安的发现是，未到中年但衰老速度最快的人，已呈现认知能力下降、大脑衰老的迹象，体质也较差。在生物指标测试中，呈现衰老迹象加速的人，在其他测试中的表现也欠佳。

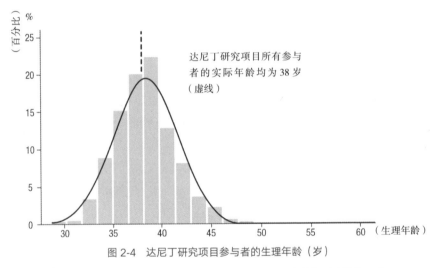

图 2-4　达尼丁研究项目参与者的生理年龄（岁）

新西兰达尼丁研究项目参与者的生理年龄分布图，所有参与者的实际年龄均为 38 岁。

这是第一批针对年轻人的研究活动之一，希望能够揭示人们衰老速度不同的奥秘。2015 年发表在《美国国家科学院院刊》（*Proceedings of the National Academy of Sciences*）上的这项研究的作者写道："我们的研究结果表明，衰老进程可以通过年轻的、没有老年病的人群来量化，这为抗衰老疗法的研究打开了一扇新的大门。"研究人员还强调了研究年轻人并从中揭示长寿与健康生活奥秘的重要性，并称只将中老年人作为研究对象"可能在年龄段的着眼点上犯了严重错误"。因为添加并精选了生物指标，并被赋予了不同权重或重要性，所以诸如此类的检测活动将获取更多准确的数据，供以后借鉴。这也可以看作医疗资金的节约。如果你在 50 岁的时候发现自己的生物表现如同 40 岁的人一样，或许你就无须像生理年龄更大的人那样频繁地拍常规性的乳腺 X 光片或做结肠镜检查。

其他专项计算工具也将被开发出来，并且更为复杂。例如，你知道自己的心脏年龄吗？现在，通过一种新的在线计算工具，你就可以找到答案。或许你会吃惊地发现，自己的心脏并没有实际年龄那么年轻。美国疾病预防控制中心的官员们在 2015 年发表的一份报告指出，经检测，美国 30 ～ 74 岁的成年人之中，3/4 的人群的预期心脏年龄大于实际年龄。男性的预期心脏年龄要比实际岁数几乎大 8 岁，女性则大 5.4 岁。这一检测结果使用了来自美国弗雷明汉心脏研究的庞大、准确的数据库，涉及超过 57 万名参与者的相关信息。计算工具将各类风险系数纳入考量范围，如吸烟、血压、糖尿病情况以及体质指数等。风险升高，则意味着心脏年龄更大。

此项研究还揭示出了地域差异。其中人群心脏年龄较小的州，当地人口的吸烟率和肥胖发病率都较低，而这两项都是心脑血管疾病的首要成因。

计算工具的目的不是令人惶惶不安，而是鼓励人们采取行动，通过戒烟、减肥和考虑服用特定药物（如降血压及胆固醇抑制类药物）等方式来延缓心脏衰老。我们知道，与只是被动地了解常规知识或等心脑血管系统首次发病后才去了解风险隐患的人相比，计算自己心脏年龄的人更有意愿去改善自己的心脑血管的健康水平。

如同年轻和衰老都是一种状态一样，健康也是如此。沿着这一思路设想，解决健康问题随即变得简单了。威廉·科利并不了解以毒攻毒疗法为何奏效，对于他和他的患者而言，这一点并不重要。同理，埃黎耶梅契尼科夫也并不了解肠道菌群有利于生理学保健的确切原理，但这也不重要。两位医生都观察到了对患者有益的疗效。

重要的是，我们要有重视身体复杂性和奥秘的健康观。例如，对于据称 X 会导致 Y 的理论，你可能永远也不会了解或知晓其内在原理的细枝末节及原因。正如我反复强调的那样，要尊重人体及其与疾病的关系，将其视为一个复杂、自然发生的系统，一个你本人可能永远也无法全面理解的系统。"自然发生"的意思是指人体不仅仅是由一堆零部件，甚至其各自的特性所组成的。

为便于领悟这一在哲学、科学成果和艺术作品中广泛出现的概念，我们有必要对心脏做一番审视。心脏显然由心脏细胞组成，但心脏细胞自身并不能泵血，完整的心脏才可以。心脏泵血的特性是本身不具备此类特性的更小、更简单的单元之间微妙互动、自然发生的属性。心脏病、糖尿病、癌症、先天性免疫功能缺陷、神经变性疾病，都反映了这一复杂系统发生了故障。以癌症为例，它本身不是体内原有或后天获得的，而是身体与自身细胞和机制互动的结果。这就是为什么我们说预防是抗衰老最主要的工具。预防有利于我们选择今天和未来想要的身体表现，终结疾病的根源。

欺骗癌症和死亡

人体具有极强的修复能力。在面对疾病或感染时，它能够自动进行调整，以维系生命。对于大多数疾病，人体都能随它们的发展或缓解而自行调整。癌症是超出人体修复能力的极少的几种顽症之一。无论人类怎样应对，癌症都会恶化，对抗癌疗法产生反应的概率也会下降。不过，儿童癌症通常可以治愈。因此，人体内有一种开关，可以区别容易治愈和攻克的癌症以及难以治愈并最终会致命的癌症。相对而言，25 ～ 50 岁的人，患癌概率较低。未来的研究将很可能揭示这一区别的原因，并提供一些新的疗法，将致命癌症转化为易攻克的癌症，或者在一定程度上将其隔离，运用药物加以控制，使其不发生扩散或严重损害身体。

过去，我常常批评我的领域在延缓癌症病变或用有效的治疗方法全面预防癌症方面缺乏实际进展。但通过肿瘤基因测序、针对癌细胞生长的分子级精准医疗、关闭使体内细胞恶化的开关等新技术，我们最终看到了一些希望。这为攻克癌症赢得了最宝贵的要素：时间。对于患有绝症的患者而言，多活几个星期或一个月的意义重大，尤其是当新疗法有望很快面世之时。与为乔布斯治病时所运用的疗法相比，分子靶向疗法现已得到更广泛的应用，但对每个人的效果不尽相同；在所有癌症类型中，目前这种方法只对20% ~ 30% 的癌症患者有效，且治疗成本相对高昂。但我预测，随着各种经济因素促使成本降低，这种情况将会得到改观。为便于细致了解分子靶向疗法的意义，请参考图2-5。该实例源自名为"医疗基金"的肿瘤DNA测序公司。

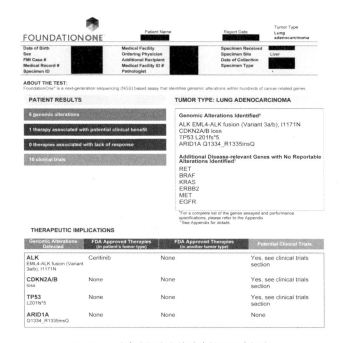

图 2-5 肺癌晚期患者的肿瘤基因测序报告

这是我将患者癌组织送检和进行基因测序后收到的报告。你不必费心了解用于标识基因的专业代码，只看结果即可：共发现与该患者所患肺癌有关的 5 处基因组突变或 4 种目标基因变异。

用于基因测序的癌组织样本，源自所谓的肿瘤石蜡块。它是从患者体内提取的微小癌组织切片，置于蜡质材料（石蜡块）之中，以便于术后保存，供病理学家在下一步的基因测试之前进行检查，如图 2-6 所示。

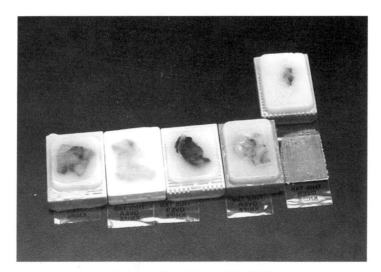

图 2-6　一组石蜡块，内嵌肿瘤切片

每位癌症患者都会留存这样的肿瘤标本，以便做肿瘤诊断。图 2-7 显示的是肺活检，将针头探入肿瘤以获取切片。

之后，DNA 会从标本中被分离出来进行测序。通过将切片细胞 DNA 与患者无癌细胞的 DNA 加以对比，我们便可以识别致癌 DNA 的变异。这便是所谓的启动开关。现在，让我们重新查看测序结果。

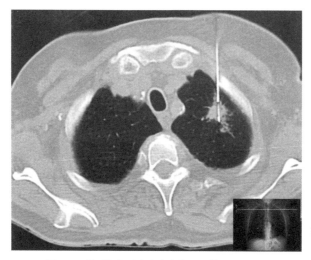

图 2-7 针对疑似肺癌患者实施肺活检的 CT 图像

图片右侧可以看到针头进入肺组织。右下角的小图显示了患者身体的全局影像（大图是直线与患者身体交汇处）。

　　本例癌基因测序的另一好处是，除了至少有一种潜在疗法可以尝试外，该患者还可考虑其他 10 种临床试验，可以有机会试用其他药物，它们对此类癌症的疗效仍在进一步测试。

　　目前正在实施的临床试验也有很多，即使受益的患者人数可能很少，它们也是人类寻找新的治疗方案、识别患者个体所适用药物的重要程序。当然，未来我们的测试水平会更高，使测试结果对广泛人群更有意义，提高药品研发和新疗法、新方案的成功率。需要注意的是，新药或新疗法测试都是在实验室环境下，使用细胞和动物标本进行检测后方才推出的，并将早期实验过程中最有效的疗法，通过严格控制食谱和操作规程，分多个阶段应用于人体、进行研究。每项临床试验都有名为"适用性标准"的作业准则，严格规定了允许参与和禁止参与的人群。这样做能确保测试结果最可靠，因为参与者存在关键的共同特性，如年龄、性别、病症类型、原疗法以及健康状况。分阶段测试的目标取决于我们所面临的问题：证明新疗法是安全的，比常规疗法更有效或者比标准疗法产生的不良反应更少。

美国境内所实施的全部临床试验，均必须通过美国伦理审查委员会的审核。这是一家独立机构，由医生、科研人员、统计学者以及患者权益保护人士（即维护临床试验中患者权益、人身安全和福祉、最大程度降低风险的相关专业人士）共同组成。参与临床试验的患者享有全面知情权，并受到保护。

最佳测试法是随机对照实验，即安排一组患者接受实验性药物治疗，另一组患者接受现行标准治疗，这样可以使我们有机会将新疗法与常规疗法进行对比。随机对照实验还保证了参与实验的每位患者都有机会尝试新疗法或常规疗法。同时这个过程采用"双盲实验"，使患者和医生对患者正在接受的疗法都不知情，这有助于提高实验结果的可信度，减少研究人员在评估疗效时可能存在的偏见。如果你参与随机对照实验和双盲实验，那么你在知情和同意期内就可以获得相关信息，以帮助你决定是否要参与实验。

人们常常问我安慰剂效应的问题。很多幻想获得新特效药的患者往往会在临床试验过程中担心自己被分到安慰剂组，因被给予"假药"而失去实测机会。安慰剂药品是那种貌似新特效药却没有任何作用的所谓药品，它可以是任何形式，包括口服液和粉剂在内，只要能模拟实验性药物即可。实际上，在大多数与癌症相关的临床试验中，我们并不使用安慰剂药品。但部分实验会用到此类药物，其原因也很充分：这往往是了解新药或新疗法是否实际奏效的唯一途径。对于此类情况，在参与实验前的患者知情同意阶段，医生都会告知参与者。如果一组患者的病情比另一组有很大改观，相关实验就可以随时终止。1998 年 4 月，抗乳腺癌新药三苯氧胺的测试情况就是这样。医生书面汇报，由美国癌症研究院赞助的乳腺癌预防测试项目中，病情严重的女患者在服用三苯氧胺后，乳腺肿瘤缩小的比例占 45%，服用安慰剂药品的患者随即被邀请换用有效药物。

我们重新探讨了某位患者的肺癌基因特征。他不是我的病人，但我看过的病例中也有很多例子可以证明，消灭癌细胞的不仅仅是药物本身，和剂量也有很大关系。下面我要讲述的是一个真实的案例，暂且称这位患者为瑞克。

瑞克患有肺癌，肿瘤与被称为 ALK 的变异基因特征相同，色瑞替尼（Ceritinib，商品名为 Zykadia）及一些其他药物可以对其给予针对性治疗。起初，肿瘤已经扩散至全身，瑞克对 ALK 一类靶向药物的用药方案反应非常好。但如同很多隐性癌症一样，随着时间推移，部分细胞开始排斥药效并转移至脑部，导致脑癌。但他体内其他器官的癌变并未增生，仍对药效有积极的反应。

在与同事们探讨瑞克的病情时，我迫切地想要找到攻击癌变组织的方法。由于血脑屏障将大脑与外界、外部分子隔离开，"武器"并未抵达瑞克脑部。这一屏障本应隔离大脑，但在这种情况下，它却伤害了患者：它让癌症进入，却阻止抗癌药随之一同进入脑部对其展开攻击。一些同事建议我，从每天用药一次改为每两天用药一次，但大幅度增加药物剂量，希望通过"重拳"攻克血脑屏障，渗透进脑内。我再次强调一下，当时的我虽然盲目，但没有其他选择，因此做了尝试，效果竟非常良好。在我撰写本书的时候，瑞克还在担任一家大型企业的主管，此时距离他首次被诊断出患有肺癌已时隔 4 年之久。可以说，正确的用药并配合正确的剂量，可以拯救生命。

接下来，我将讲述一位膀胱癌患者的另一种分子测试实例（见图 2-8）。

PATIENT RESULTS

- 4 genomic alterations
- 4 therapies associated with potential clinical benefit
- 0 therapies associated with lack of response
- 8 clinical trials

TUMOR TYPE: BLADDER UROTHELIAL (TRANSITIONAL CELL) CARCINOMA

Genomic Alterations Identified†
NF2 Y153fs*1
TP53 R280K
ATR splice site 7349+2T>C
ATM V2119fs*8

†For a complete list of the genes assayed, please refer to the Appendix
※See Appendix for details

THERAPEUTIC IMPLICATIONS

Genomic Alterations Detected	FDA Approved Therapies (in patient's tumor type)	FDA Approved Therapies (in another tumor type)	Potential Clinical Trials
NF2 Y153fs*1	None	Everolimus Lapatinib Temsirolimus Trametinib	Yes, see clinical trials section
TP53 R280K	None	None	Yes, see clinical trials section
ATR splice site 7349+2T>C	None	None	Yes, see clinical trials section
ATM V2119fs*8	None	None	Yes, see clinical trials section

图 2-8　一位晚期膀胱癌患者的肿瘤基因测序报告

　　这份分子测试显示，该患者还有一定希望：他体内有四种基因缺陷被认定与癌症有关，对于其中一种变异，FDA 核准的四种疗法可有助于针对性治疗，虽然此类药物是 FDA 批准用于治疗其他癌症的。其他三种变异，虽然还没有任何已知的针对性疗法，但已有相关新药的临床试验，该患者可以自行评估或选择参与。此处应当指出，某种药物尚未经权威部门批准治疗特定疾病或病症，并不意味着医生不能开该药处方，也不意味着不能将其用于治疗说明书上指定疾病以外的其他病症（off-label，"标签外用药"）。需要澄清的是，将该药用于说明书以外的其他病症，并不一定表示它对患者是危险的或疗效无法得到证明。

　　在美国，我们所运用的许多抗癌药实际上已超出 FDA 批准的标签范围。例如，用于治疗淋巴瘤、乳腺癌和结肠癌的许多综合疗法，都不属于 FDA 已批准的特定癌症范围。虽然"标签外用药"可以给许多患者带来福音，但保险公司并非总是愿意为此买单。设想某位患者被检测出膀胱癌之后，医生根据他的基因特性，建议他服用某种抗癌药，但每年用药成本高达

10 万美元以上，保险公司表示拒绝报销。这一现象在美国当今的癌症患者中颇为常见。

过去每年只会涌现出为数不多的治病新药，但目前新药面世已经司空见惯，甚至在我的专业领域内也是如此。举例来说，伊马替尼（Imatinib，商品名为 Glivec）和曲妥珠单抗（Trastuzumab，商品名为 Herceptin）等靶向疗法在过去 10 年中纷纷涌现，已成为多种癌症的标准抗癌药。此类药物主要通过诱使特定癌细胞分子发生变化来攻击癌细胞。随着免疫疗法的出现，医学开始进入一个新的阶段。在这个阶段里，细胞变成了"活的药物"。

免疫疗法被称为医药业的第三大支柱。以合成化学为基础的医药业是第一大支柱。美国基因泰克公司（Genentech）于 1978 年利用病原菌生产了胰岛素后，发生了蛋白质类药物的革命。如今，制药公司希望运用我们自身的细胞来治愈疾病。对于 T 细胞而言，已有令人兴奋的证据表明部分癌症可以被治愈，且不良反应很小。如果前期结果得到印证，针对血癌 T 细胞的人工变异测试有望较快通过 FDA 审批，并用于癌症治疗。审批过程可能仅需 7 年时间，而药物的平均审批周期则接近 14 年。

另一个好消息是，快速获取实验性药物意味着，更多身患严重疾病或威胁生命类病症的患者能够成为潜在的受益者。2015 年，FDA 简化了医生获取此类药物的流程，不再需要花费上百个小时来填写必要的实验性治疗申请表，而只需不到一个小时便可提交申请。但并非所有有意接受实验性药物治疗的患者都可以参与新药治疗。第一，没有其他方法可以诊断或治疗其疾病或病症，同时也无法参加实验性药物临床试验的患者，方可参与；第二，患者需要接受风险评估，证明疾病最有可能导致的潜在风险超过实验性药物可能导致的潜在风险。同时，医生还必须确保，厂商愿意提供相关药物。FDA 无权强迫厂商为个人配发药品，只能提供相关指导意见。此类申请被受理后，FDA 将在数天甚至几个小时内，批准大多数申请。

但在未来的药品供应方面，我们还将面临诸多挑战，比如定价。我们已有每片药或每瓶液体的成本预算系统，患者接受治疗的时间越长，成本越高。因此，成本被分摊到长期内。由于相关新疗法可能只是一次性应用，对制药公司而言，这只有一次赚钱机会，你如何分配这样的治疗费用呢？没人能够明确，个人细胞疗法如何实现大规模商业化。或许有一天我们可以实现免疫疗法的规模化，批量生产市售 T 细胞，甚至在患者病床边完成基因调整，且不会导致包括患者和制药公司在内的任何一方破产。部分实验机构已利用各类仪器，通过电动或液压助力方式，将基因材料注入患者体细胞内。还有的实验机构已证明，人们可以在实验室托盘中培养 T 细胞，并用于治疗老鼠，这为创建 T 细胞工厂提供了可能。但就目前来说，所有临床试验中的人工变异 T 细胞疗法都是利用患者自身细胞实施的，生成此类特殊细胞既费时费力，成本也很高昂。

但所有此类障碍，都并非无法逾越。实际上，我们在研发此类技术并力争降低成本的同时，很可能会催生有关人体和癌症等顽疾的一系列新发现。

1970 年，帮助确立综合分析法的重要性，同时作为吸烟致死领域内知名专家之一的英国流行病学家理查德·佩托（Richard Peto），首次提出了"佩托悖论"。根据"佩托悖论"，动物体型大小和癌症患病风险之间的关系极小。大象可达人体体积的 80 倍，细胞数量相对更多，但它们却极少患上癌症。鲸鱼和已灭绝的猛犸象也是如此。

这似乎反驳了机体细胞数量越多，基因变异风险越高，导致癌细胞滋生概率也就越高的逻辑。因此，一定还存在其他原因，导致这一现象的存在。2015 年，两组科学家的研究成果最终为我们找到了一些相关线索。他们发现，大象细胞中的 p53 基因有 20 个副本（40 个等位基因），这是现在已知的能够预防癌症的著名基因，但是人类体内只有 1 个副本（2 个等位基因）。实际上，p53 一度被誉为"基因组的保护神"，它是一种所谓的肿瘤抑制性基因，已知具有以下三大主要功能：检测到原基因组 DNA 变化后，会激活 DNA 修复机制；检测到 DNA 变化时，停止细胞分裂，从而提高 DNA 修复效率；存在过多需要修复的 DNA 变异时，会迫使细胞自我毁灭。多数人体肿瘤都与 p53 两个等位基因中的某个发生变异有关。丧失其中一个等位基因会诱发利－弗综合征（Li-Fraumeni syndrome），导致癌症、多原发性肿瘤以及儿童早期癌症的风险达 90% 以上。虽然尚未证实大象所拥有的 p53 基因能够使其具备抗癌特性，但通过进一步研究加以确认，将可能促进模仿 p53 效果的新药以及预防癌症新法的诞生。

每次我谈到药品新技术领域，经常有人指责我在玩内部战术。我会为值得知名刊物刊登的、学术领域内最微不足道的发现而感到兴奋，但普通人只会关心它们是否能够治愈疾病。大象与人类的 p53 基因数量差异只是其中的一例。但大多数人并未意识到，这些小的进步、貌似微不足道的时刻和发现，比它们的总和要宏伟得多。它们彼此相互依托，使我们距离最终找到迫切需要的疗法更近了一步。

破解代码及改变会话方式

约安·马萨古德（Joan Massagué）是斯隆－凯特琳研究所的主任兼纪念斯隆－凯特琳癌症中心的癌生物学及基因项目主席。他在我所从事的肿瘤学领域做出了重大贡献，我非常敬仰他。他的工作证明：积极调整癌症治疗方案，延长数百万人的生命是可行的。因为相关疗法已在目前世界各地的实验室形成了雏形。马萨古德被誉为"意料之外的科学家"，1979年从西班牙来到美国，在布朗大学做博士后前，他从未想过要在美国定居。但两年后，他决定不再返回祖国和身为药剂师的父母一起经营药店，而是决定在美国潜心钻研科学，因为这里更适合他喜欢挑战的性格和坚强的意志。

马萨古德的坚持获得了回报。他因成功掌握了转化生长因子 β 代码（Transforming Growth Factor Beta，TGF-β ）而名垂青史。这是一种微妙和高度规律性现象，本质上就是分子间的对话，某些细胞向其他细胞"下达"停止繁衍等指令。由于癌症是细胞疯狂复制的结果，细胞自身不知道如何停止分裂，马萨古德从一开始就知道自己正在研究的"会话"机制的重要性。

总体上说，生长因子就是由细胞释放到相互空间中的生物通信员。紧接着，这些"化学使者"将游到邻近细胞，穿过被称为受体的细胞表面门户，附着在细胞上。但这只是开始，在将信息传达给很多细胞，使其达到意向功效或结果之前，它还需要经历一系列事件演变。长期以来，对于TGF-β 及其信息、受体以及具体信息传达后的演变情况，我们都知之甚少。由于过程非常复杂，业内人士都不会投入过多时间和精力进行研究。好消息是马萨古德将大部分职业生涯投入到此类"电报"系统的专项研究中，虽然这并不是他最初的本意。他只是发现自己对了解 TGF-β 的整个流程怀有浓厚的兴趣，因此套用他自己的话来说，这是他的"游乐场"。

作为细胞所分泌的蛋白质，TGF-β 具备大多数细胞所具有的功能，但最重要的是它能够控制细胞的繁衍和变异——决定细胞繁衍时间以及细胞成熟后的特性。它不仅对癌变发挥作用，还能够对整体免疫功能和一系列疾病产生影响，包括相对轻微的疾病，如哮喘和糖尿病等，以及诸如心脏病、帕金森病、多发性硬化症以及艾滋病等严重的疾病。在正常细胞中，TGF-β 能够通过指引停止繁衍、激发变异或触发程序化细胞死亡的信号通路，在某个节点停止细胞周期。但当细胞转变为癌细胞后，TGF-β 的部分信号通路便发生了改变，使之不再能控制细胞。此后癌细胞便可以自由繁殖，不再受任何阻碍。

除讲述 TGF-β 的故事外，马萨古德还不知疲倦地研究了数个世纪以来科学家们从未涉及的另一个癌症特性——转移，即癌细胞离开母体（原肿瘤），迁移到远端组织并入侵的过程。马萨古德的工作也得到我的一位导师拉里·诺顿（Larry Norton）博士的辅助，诺顿也是一位在纪念斯隆 - 凯特琳癌症中心工作的乳腺癌专家。生物学家马萨古德和外科医生诺顿等人的组合，在对肿瘤解剖学及肿瘤滋生的细微研究过程中，有了令人惊奇的新发现。

古埃及人就已经知道新陈代谢（metastasis）了。metastasis 这个单词的词根来源于古希腊语中的动词 methistanai，意为“变化”。16 世纪晚期，它有了新寓意——从一点迅速转移到另一点。这就是新陈代谢的完整意义。它仍是抗癌领域内的最大挑战，如果没有新陈代谢，癌症本不会成为目前的样子。否则患者只会感觉去除肿瘤就像拔掉虫牙或指甲边的倒刺那样，治疗完就可以回家了。现在术后进行放疗和化疗的目的就是避免或者治疗癌细胞转移。

研究新陈代谢并非你想象的那样简单。细胞的新陈代谢效率不高，找到关键控制点很困难。初期肿瘤每天会向血流中“投放”数百万个细胞，但其中部分细胞不具备代谢能力。患者往往死于转移性恶性肿瘤，并非死于数百万个细胞转移。马萨古德和诺顿向老鼠体内注射了一位死于乳腺癌的女性的部分肿瘤细胞。实验的老鼠已经经过基因改造，免疫力低下，无法区分外部细胞，故而其体内肿瘤会持续生长。接下来，马萨古德和诺顿采集了转移到骨头的细胞标本，此处是乳腺癌细胞习惯栖身和扎根的地方。然后研究人员将已转移到老鼠骨头的乳腺癌细胞标本注射进另一组老鼠体内。这些老鼠体内的骨肿瘤滋生速度比人们预期的快一倍。这意味着马萨古德和诺顿已分离出坏细胞中的始作俑者——控制新陈代谢开关的细胞。

马萨古德和诺顿的研究成果揭示出关于此类始作俑者的许多新事实。虽然过去我们一直认为，细胞要么天生具备转移能力，要么后天习得了该能力，但现在我们了解到，细胞不仅天生有转移能力，后天也可以习得。游离于原肿瘤的癌细胞成为体内其他器官滋生新肿瘤的种子后，并不一定待在它们的"新家"不走。现在我们已知肿瘤细胞最狡猾的循环方式不仅仅是通过新陈代谢，它们还能够找到原肿瘤并"回家"，这一过程我们称之为"自播"或"自种植"。马萨古德和诺顿在一只老鼠身上做了此项实验，将绿色的乳腺癌细胞植入老鼠的一只乳房，并将无色细胞植入另一只乳房。60天后，老鼠的两只乳房中都发现了绿色细胞。这些癌细胞就像哨兵一样，可能在返回过程中向肿瘤传递了患者本人的重要信息。

有关肿瘤细胞在血液中游离的发现为液体活检铺平了道路：通过小创伤血液测试，能够检测到肿瘤向血液中释放的癌细胞或DNA。因此，除了传统活检中提取肿瘤组织切片外，医生们还可以简单地抽取全身转移性恶性肿瘤患者的血样，并从中分离出癌细胞。我们可以为这些细胞建立分子档案库，就像我在前文中所述的肿瘤活检一样。液体活检不仅操作起来更加简单，最重要的是，它还有助于多次检测肿瘤分子的变化。这种技术将帮助我们预测肿瘤对于远端关键器官的新址探寻，使我们在检测到此类迹象后能尽快调整治疗方案。

马萨古德及其团队还因发现了很多代谢基因能够相互协作而闻名于世。只激活其中一两种基因并不能实现其传播癌变的目的。2003年，马萨古德做了可诱发骨癌的乳腺癌细胞中已识别基因组合的专题演示。2007年，他还发表了能控制血管增生、可能对乳腺癌转移至肺部非常关键的四种基因的研究成果。老鼠活体实验显示，逐个屏蔽这些基因能够降低癌细胞在肺部的驻留和繁殖能力，而使这些基因完全失活则能够有效消除肿瘤。他的研究小组还发现，某些微小核糖核酸（RNA），即在细胞中发现的抑制基因功能的小核糖核酸分子，在部分转移性癌细胞中很少见。这一现象再次揭示，人体内的某个控制开关可以被关闭或打开。为细胞重新补充此类微小核糖核酸，涉及细胞复制和转移的基因可以被"关闭"。换句话说，这些微小核糖核酸能够使坏细胞失去扩散能力。

或许，此类发现中最令人惊奇的部分就是，在马萨古德发表其研究成果的同时，市场上已经在售卖能够关闭此类基因开关、终止其活动以及癌组织生长的药物了。其中部分药物并非传统抗癌药，而是针对其他疾病开发的。其中有一种非甾体抗炎药，最初是用作缓解关节炎引发的疼痛而被批准上市的。2015 年，研究人员发现，被称为 β 受体阻滞剂的通用抗心脏病药物，即一种能够将心肌中的受体蛋白质锁定为目标、阻止肾上腺素作用的药物，实际上可能提高卵巢癌患者的存活率。这与我的观点不谋而合，即我们已掌握应对大多数疾病所需的绝大多数药物，包括癌症在内。

在揭开癌症的神秘面纱，分解基因结构，以期寻找攻克癌症途径的研究方向上，马萨古德和诺顿并非仅有的两个人。结合癌症受药物甚至人体生理机能广泛影响的最新认识，科学家们将目光转向我上学时完全无法想象的新途径以攻克癌症，这种做法已不再那么令人惊讶。斯隆－凯特琳研究所的生物学家和临床医生们是为"医疗的幸运年代"的数据库不断添加新数据的不计其数的研究人员当中的一分子。这些执着的人将继续提出刁钻的问题，探索医生之前避免触及的生物学领域。

干细胞能否成为灵丹妙药

我坚信，许多疾病的治疗方法就在我们体内。除了了解有关分子、基因开关和抑制器的知识之外，开拓全新疗法也将成为进步的基石，干细胞就是其中之一。干细胞能够通过细胞分裂来进行自我更新。它们是人体的基本细胞库，能够发展成职能不同的特殊细胞，如肌细胞、血红细胞或神经元（脑细胞）。干细胞分裂时，每个新细胞都有继续作为干细胞或转变为具有特定功能的另一种细胞的潜质。对于成年人而言，干细胞基本处于休眠状态。由于某种原因，它们被关闭并休眠了。但如果我们找到重新激活它们的方法，通过全新的方式，借以治疗各类疾病会怎样呢？仅仅通过连体共生这类疗法是难以实现这一目标的，但我相信，我们一定会找到其他实现途径。

有关干细胞的科研活动正在呈几何倍数增长。人类才刚刚开始探索它的治疗功效，希望利用它来帮助我们预防疾病和器官退化，以及阻止癌细胞增长。2015年，斯坦福大学的本·杜尔肯（Ben Dulken）和安妮·布鲁内特（Anne Brunet）发表了一篇论文，他们提出了一个有趣的问题：在区分男性和女性衰老方面，我们是不是遗漏了什么？他们写道："我们查看110岁老人（跨世纪老人）的清单后发现，达到这一超高年龄的一项必备要素是性别须为女性。在53位跨世纪老人中，有51位是女性。其他人口学因素在预测如此高龄的可能性方面，远没有性别准确。"

对于哺乳动物而言，雌性总体寿命要长于雄性。原因是什么呢？相关理论很多，比如雄性携带Y染色体且只有一条X染色体，因而更易受有害的隐形特征的影响；女性具备易于长寿的激素优势。进化论揭示，男性和女性为适应不同分工需求做出了改变。女性用于生育和抚育儿童的时间和精力多于男性，可能导致寿命更长的DNA代码变异。当然，这些理论都难以通过实验检测，仍停留在猜测阶段。但在有关这一话题的漫长争论过程中，我们忘记了方程式的一个重要组成部分：男性和女性的干细胞不同。

衰老的标志之一就是干细胞功能衰退，因此我们需要搞清男女之间的干细胞衰退是否存在差异，以及这一点是否对患病率和寿命有所影响。迄今为止的研究结果表明，由于雌激素的作用，女性体内干细胞群的品质要优于男性。例如，雌鼠体内注定转化为血细胞的干细胞要比雄鼠的数量多，这取决于雌激素信号所产生的效应。中性干细胞也存在类似模式，整个经期内，雌激素会以过渡方式加大中性干细胞的繁殖量，呈现数量不等的波动态势。

雌激素信号并不是两性之间干细胞调节差异的唯一因素。另有研究结果显示，女性在伤口快速愈合和肝细胞再生方面也强于男性，这些很可能都依赖于体内驻留的大量干细胞。因此，女性有更强的干细胞自行复生能力、再生潜力，以及特定情况下的生育能力。但疑问依旧存在：女性较强的干细胞自行复生能力是否会在整个衰老周期内影响干细胞再生组织的功能？这一特性是否会影响寿命？

染色体端粒的故事

近年来，我们听到很多有关染色体端粒的说法。染色体端粒是位于染色体末梢的腺体。由于它们能够保护基因数据、促使细胞分裂，长期以来被誉为"健康的关键"，并被认为掌握着一些人类衰老和疾病的秘密。虽然最初对染色体端粒的检测，以及有关染色体端粒较短和寿命较短之间存在很强因果关系的认定令人颇为兴奋，但相关证据相互混杂，又令人困惑。实际上，2015 年由人类分子基因学机构运用 5 万名癌症病例和 6 万名控制病例相关数据所做的一项研究结果表明，染色体端粒越长，肺癌的患病概率越高。染色体端粒对健康的作用是非常复杂的，目前了解其内涵为时过早。

虽然我们常将染色体端粒的缩短与衰老进程关联在一起，但目前尚不清楚染色体端粒较短是否仅仅为衰老、头发变白和长皱纹的征兆，还是它真的会导致衰老。这是两种截然不同的事物。一旦我们搞明白为何性别会在衰老过程中起到如此重要的作用，便可能不再以同一视角审视染色体端粒。染色体端粒可能只反映衰老速度，并不控制衰老过程。

保持乐观的心态

如果你曾参加过校友聚会，便会注意到有些人过早发福、秃顶，而有些人则与上一次见面时完全一样，一点都没有变老。很多时候，我会遇见看上去年龄相仿的夫妇，但他们实际上年龄相差很大。给我印象最深的是，绝大多数时候，貌似年轻的人具有相对貌似年长的人所不具备的一个特性：乐观的心态。

这虽是老生常谈，却是真实的：乐观积极地看待世界乃至医疗行业的未来，是健康的关键。我在行医过程中每天都会看到，即使是存在抑郁症倾向的人也可以通过自身努力成功地管理病情。如果你还记得，医疗行业中很多领域（不仅是肿瘤学）即将实现的技术突破将改变你与医生打交道的方式以及你的生活方式，便更容易保持乐观的心态。

近红外光谱技术就是一个很好的例子，它将很快改变我们的生活，并帮助我们积极地延长生命。此项技术已被大公司和大型实验室中的巨型昂贵设备应用多年。简单来说，自然界中的每一种化学物质都存在特定、唯一的电磁光谱特性，即所有可能的电子辐射频率范围。这意味着每个物体根据其组成成分的不同，都有着不同的电磁光谱定位。某一特定对象的电磁特性就是它所吸收或释放的独有电子辐射范围。以苹果为例，它有着与杏或阿司匹林不同的特性。不妨设想一下：手握一台小型掌上设备，对准目标物体扫描一下，立即读取该物体中存在的所有化学物质。这便是在掌握所有潜在特性数据库之后，可以实现的一项操作。

近期，一家以色列公司已在某融资网站的赞助下，实现了这一目标。该公司所研发的低成本掌上工具可以对比云数据库档案，分析药片成分并获得提示结果。除了能够鉴别假药之外，该工具还能预防患者搞混药物，让患者安心。此项技术还能够用于扫描盘中食物，列出零食或饭菜中的蛋白质、脂肪和碳水化合物含量；也可以分析用户的尿液，"告诉"用户其身体是否需要补充水分。其应用潜力是无限的，此类数据可以证明，实时的药物服用信息比患者医疗档案中的用药记录更加有用。

　　药物本身也会变得更容易吞服。如果你有过被大药片卡住喉咙的经历，这一情况将得到改善，三维打印技术正在为制药工艺带来技术革命。未来，三维打印除了可以协助从玩具、机械部件到新器官、生物组织和假肢的生产之外，还将用于制造更小的药物，无论剂量大小，这些药物都能迅速溶解。未来的药品生产可能只需要一台打印机和化学品提取器，药剂师只需掌握药品的化学结构，就能够按照患者的需要打印出任何药品。

　　"医疗的幸运年代"尤其令我热情不减的是我们将面临很多意料之外的技术革新和奥秘，这将使以往的特大新闻黯然失色。2014 年 12 月，我曾为哥伦比亚广播公司的《今晨早新闻》（*This Morning*）节目撰写了名为《抗生素的终结》（*The End of Antibiotics*）的专题报道，讲述了即将到来的细菌对所有现今抗生素具备完全耐药性的致命超级隐患。英国前首相卡梅伦曾发布的一份委托调研报告警告称，如果对抗生素的耐药性加以控制，现代医药的优势将不复存在，全球经济将损失 3.5%。报告还称，致病菌的耐药性增强将导致约 1 000 万人死亡，在 2050 年前会造成 100 万亿美元的新增损失。

　　目前，耐药菌每年会感染至少 200 万美国人，使 2.3 万名患者丧生。2014 年，世界卫生组织曾警告，世界各地都在发生此类感染，许多疾病耐药性的增长速度已超出新抗生素的研发速度。使这一问题越发严峻的是，许多制药公司已经停止了新抗生素的研发，以便集中精力研发其他利润更高的药品。

　　我们将抗生素的耐药性问题归结为医药和养殖业中的人工介入以及滥用。但就在不久前，我们才意识到逐步提高抵御抗生素的能力是细菌进化史的一大自然组成部分。抗生素实际上源于细菌，细菌为了保护自身不被其他细菌侵犯，提高对有限食物和其他资源的竞争力，从而创造出了抗生素。因此，作为防御战略，一种细菌对其他细菌的抗生素具有免疫力就成为顺理成章的事情。2014 年的一项研究成果揭示，在一个有着 400 万年历史的古老洞穴中（见图 2-9）存在着数十种细菌，它们能够抵御天然及合成的抗生素。这一发现让我们认识到，抗生素耐药性如同细菌本身一样，有着漫长的历史。耐药性也是微生物基因池中天然的固有代码。

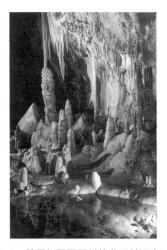

图 2-9　美国新墨西哥州的龙舌兰洞穴深处

长久以来，此地一直与人类隔绝。研究人员在这里发现了数十种具备耐药性的细菌菌落，认定了许多细菌天生具有耐药性机制。

《抗生素的终结》一文令人不安，如此现实宛如世界末日。但不到一个月之后，我重返该栏目，对美国东北大学的一组研究人员大加称赞，他们从泥土的菌落中发现了提取新型超强抗生素的方法。在缅因州繁茂的草地上所找到的此类菌落中（这种细菌只能在泥土环境中滋生），研究人员发现了一种被称为"teixobactin"的复合物，能够治疗耐药性很强的超级细菌感染。该复合物具有使细菌极难形成耐药性的绝佳特性。此外，该复合物的开发方式指引人类如何利用其他天然合成物找到抗感染的"百宝箱"。此前因相关微生物无法在实验室环境下存活，没有人尝试过在实验室环境中利用泥土培养细菌，从而无法发现那些分子。至于滥用抗生素的问题，我相信人类会找到医治牲畜疾病的替代方案，同时针对人类开发出类似孕检的测试法，先判断是否已存在细菌感染，再决定最佳的治疗方案。

通过列举在意料之外发现新型抗生素的实例，我想强调的是，在医疗领域，某一消息的确切性可能瞬间就会改变。就在我们刚听到一条将要摧毁我们的生活品质和健康生活希望的消息时，另一条消息就会使情况完全翻盘。这正是我们要保持乐观心态的原因。每个实验室都是一座希望的灯塔，每次医疗学术研讨会都是各种潜在可行性的荟萃。人们不相信制药厂，而它们正是大量好消息的来源。

乐观主义能够帮助你选择如何变老。但要想充分享受"医疗的幸运年代"，你必须学会运用与自身健康相关的技术。你不必对这一过程担心，试着学会适应各类小工具和专业术语。这就好比每晚出去吃饭与自己在家烹饪的区别。你完全可以做好自己的一日三餐，并逐渐擅长烹饪，偶尔去餐馆（看医生）品尝一下特色菜肴（分析健康数据）。技术能确保你做到循规蹈矩。过去，医生往往扮演责备子女的父母角色，他们总是要求患者中规中矩。但如今，我们可以利用技术提醒自己该做什么，强迫自己改变自身行为。

很多美国人在出现健康问题之前，都会习惯性地忽略美国的医保体系，无论是索赔、投诉服务质量不佳，还是解决误诊问题，都是如此。《平价医疗法案》（*Affordable Care Act*）的通过让许多美国人想知道，它能在多大程度上改进医疗制度，同时降低成本。该法案是为了"让消费者重新掌握医疗保健"，但是我知道许多人觉得这一目标并未实现，至少不是以最初讨论和起草法案时他们想象的方式。问题是，除非我们作为个人帮助改变制度，否则制度不会有很大的改进。

　　我在这里不是要解析《平价医疗法案》，也不是要提供选择哪种医疗计划的建议，而是向你展示如何以前所未有的方式参与改善医疗制度，确保我们从现在开始的 10 年后能以更好的方式就医。显然，我们都希望医保体系不仅有效益，而且能够延长我们的寿命、改善我们的生活质量。要实现这个目标，我们今天就要对医疗制度负责。

　　现在，让我先介绍未来应该如何就医，这将帮助你做好准备，也将帮助你选择如何变老。

03

医疗大数据
改变看病就医的模式

WILLIAM

学医之人不读书就像在未知的大海中航行，但学医之人不看病人就好比根本没有出过海。

威廉·奥斯勒

OSLER

所有学过医或读过医学史的人应该都听说过威廉·奥斯勒爵士的名字。他被称为"现代医学之父"（仅次于希波克拉底），是约翰·霍普金斯医院的四位创始教授之一，彻底改变了医学教学。

1888 年，奥斯勒最初来约翰·霍普金斯医院做主任医师时，已经是一位著名医生，在临床教学上小有名气。他授课时最有趣的一点就是用头韵帮助学生记忆。例如，"4F"可能会导致伤寒：手指（Finger）、食物（Food）、苍蝇（Flies）和污秽物（Filth）。他的里程碑式内科医学教科书《医学原理与实践》（*The Principles and Practice of Medicine*）于 1892 年出版，至今都在不断更新（见图 3-1）。

奥斯勒身材矮小而健壮，留着八字胡，经常穿一双短靴和三件套，戴一条丝绸领结。他在行医和教学期间非常爱恶作剧。事实上，"奥斯勒亚纳"（Osleriana）——他著作中的语言，仍经常出现在《美国医学会杂志》（*The Journal of the American Medical Association*）上，让我们了解他留下的智慧和日常花絮。

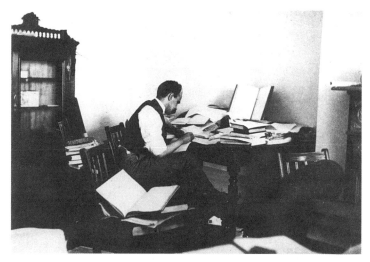

图 3-1　奥斯勒在创作教科书

奥斯勒在约翰·霍普金斯医院比林斯大厦总住院医师亨特·罗布（Hunter Robb）的
房间里创作了《医学原理与实践》。他原本是想"借"罗布医生的房间一个小时来写他的
巨著，最终却用了整整半年。

　　也许，奥斯勒对医学和健康护理的最大贡献是要求学生通过案例进行学习，即给真实的病人看病和与之交谈。他创建了第一个住院医师项目，这一理念最终传播开来，成为教学医院运作的主要系统。即使在今天，当你进入一所教学医院，仍有很多医务人员都是培训医生。

　　奥斯勒还在医院发起了另一个传统，即让他的学生在培训早期就开始查房。三年级学生的大部分时间不是听着讲座做笔记，而是学习如何记录病史、进行体检和测试实验室检查的各种体液。他曾说希望自己的墓碑上只写"他把医学生带进病房进行临床教学"。奥斯勒的尸体被火化后，骨灰置于他的母校麦吉尔大学的奥斯勒医学图书馆内。（漫画版奥斯勒见图 3-2。）

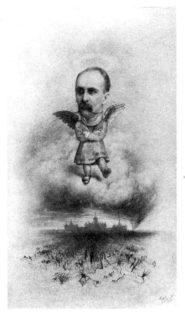

图 3-2　漫画版奥斯勒

该漫画由著名医学插画师马克斯·布勒德尔（Max Broedel）于 1896 年创作完成。

　　回想自己的医学培训生涯，我无法想象如果没有机会在病床旁与导师和患者一起亲身实践，我接受的教育会是什么样的。你无法从礼堂的讲座中得到这种教育，即使有最好的视觉效果或者仿真病人。在宾夕法尼亚大学获得医学学位后，我在约翰·霍普金斯医院接受了奥斯勒住院医师培训的项目（见图 3-3）。我清楚地记得这次经历。

　　第一天，我拿到了几条白色的涤纶裤子，这是我的制服的一部分，还有经典的第一年住院医师的白色短外套。我的口袋里装满了各种医疗必需品：抗生素剂量速查表、所有医学疾病的快速指南、听诊器、反射锤、至少 5 支笔、代码传呼机和腰挂传呼机。我带着许多便签跟踪记录病人的情况，并谨慎回答高级医师的提问。

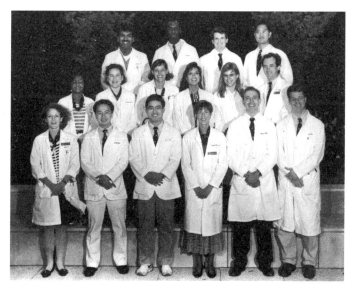

图 3-3　我行医第一年时的团队

1992 年，我在巴尔的摩约翰·霍普金斯医院的奥斯勒住院医师培训团队，这是我行医的第一年。第二排最右是我。

　　每个星期五的早上 8 点，我们这些医学生在著名的赫德大厅里一排一排地坐着。最高级的医师骄傲地坐在第一排。男实习生系着印有 "Aequanimitas" 字样的蓝色奥斯勒领带，女实习生戴着印有同字样的奥斯勒围巾。Aequanimitas 是奥斯勒的座右铭，意思是 "沉着"，奥斯勒认为这是优秀医师最重要的品质。1889 年，在写给宾夕法尼亚大学毕业生的文章中，奥斯勒进一步将 Aequanimitas 定义为 "在任何情况下都保持冷静与思考，在风暴中保持平静，在非常危险的时刻做出清晰的判断"。每周，我们都会请病人到台上，在全体观众面前接受检查和简短提问。观众的提问会逐渐减少，实验结果也会逐渐揭晓。然后，一位医生对讨论的疾病做一个经过详细研究和深入准备的讲座。

　　奥斯勒教学理念的力量在于它将医学生置于情境之中。他把学生从二维的书本信息中拉出来，带到真实的三维世界中与患者接触，倾听患者的故事，观察病情，并追踪治疗。他不仅改变了学生的学习方式，还改变了他们的学习内容。

那么，为什么我要讲一个与你的未来健康没有任何关系的人的故事呢？因为无论我们从事什么职业，都有很多地方可以向奥斯勒学习。没有任何东西可以取代在真实世界中与真人交流时所看、所听、所感、所闻、所触到的东西给我们带来的影响。你可以想想读一本关于开车的书与实际开车的区别，或者听别人告诉你熔岩巧克力蛋糕的味道与你真正品尝它的区别。事实上，阅读和演讲可以提供知识，但往往缺乏让课程融进真实生活、变得真正有用的环境。

这就是为什么在微观世界中定义个人环境，将有助于我们获得现代技术的优势以及更好地生活。给你的个人医疗加入一点奥斯勒模式吧。现在让我通过真实的情境展开一堂基础课程，告诉你它到底是什么样子的。

没有绝对正确的医疗决策

什么是最好的饮食？乳糖有害吗？益生菌有益吗？不管身体如何，到了特定年龄都必须进行乳房 X 光检查或结肠镜检查吗？真的有必要每天都服用阿司匹林吗？多高的血汞值是安全的？哪种运动会消耗腹部脂肪？塑料和手机会致癌吗？什么时候睡觉可以让你醒来后感觉精力充沛？

答案：视情况而定。

2014 年夏天，我与家人一起去了非洲野生动物园。这是一次惊喜又难忘的经历，也是我的梦想之旅。它让我知道世界上有如此丰富多彩的文化，也让我更了解自己和看清自己错误的思维方式。过去，我谈了很多利用科学数据了解日常行为对延长生命有多重要。我给 40 多岁的人群最重要的两个建议，也是许多反对者与我辩论的争论点：每日服用一小片阿司匹林和考虑服用他汀类药物。

后一个建议引起了巨大的轰动，那些认为他汀类药物对身体有害的人让我不断陷入麻烦。事实上，他汀类药物可能会在一些人身上产生不良反应，这就是为什么它们不适合所有人。但确实有多项很有影响力、控制严格的大型研究表明，服用他汀类药物可以大大降低心脏病和中风的发作风险，并且由于其强大的抗炎效果，它还可以降低总死亡率。

与普遍常识相反，他汀类药物对于服用它的理想人群来说是非常耐受的。大多数针对他汀类药物的批评都源于反对者的狭隘看法。但是今天我承认，我在一定程度上同意反对者的看法。为什么？让我分享一下我的非洲导游是如何保护自己免受疟疾的。他的话让我产生了不同的思考："我不服用抗疟药的原因是我不想无限期地服用它。"

疟疾是一种罕见、会危及生命的血液病，由疟蚊传播给人类的寄生虫引起，可预防、可治愈，但依旧困扰着世界上许多地区的人们。大多数疟疾病例和死亡事件发生在撒哈拉以南的非洲地区、拉丁美洲、亚洲以及少部分中东和欧洲地区。2014 年，97 个国家和地区出现了疟疾传播。尽管人类研制了许多疫苗，但疟疾寄生虫的复杂性还是超出了疫苗的控制范围。随着时间的推移，最有效的疫苗也只能提供有限的保护作用。

绝大多数的死亡事件发生在非洲儿童身上。虽然抗疟措施已经大大降低了全球疟疾的风险，但是在非洲，平均每分钟就有一个孩子死于这种疾病。在我和家人到达那里之前，我们服用了几天抗疟药物，并在返回美国后继续服用了一周。但这些药物有不良反应，如果我生活在非洲一个疟疾猖獗的村子里，就要永远服用这种药物，那简直令人难以想象。

我的导游向我解释了他是如何应对疟疾威胁的：每天采取正确的预防措施，防止蚊子叮咬。他穿着长袖衬衫和长裤，睡在没有蚊子的环境中，使用驱虫剂。抗疟药物本身也不是 100% 有效，必须与这些基本保护措施相结合。对我的导游来说，这些措施已经足够了。即使感染了疟疾，他也有信心通过适当的治疗方法恢复健康。

这段对话让我想起了我和别人类似的对话，他们告诉我"不想永久服用他汀类药物"。虽然他们感激这些药物的预防功能，但也不想为了预防疾病而终身服药。显然，需要通过服用一种药物来帮助管理或治疗疾病是一回事，为了降低众多不相关的风险因素的其中一种而服用药物则完全是另一回事。我现在部分地尊重这种观点，这是我上一本书中可能会搞错的信息之一。

从非洲回来，这个新的视角为我在行医和帮助人们选择治疗方案等方面都带来了启发。我开始觉得每个人都是正确的。这种想法让人的思想得到了解放！例如，所有饮食和代餐建议在适当的背景下都是正确的。这就是正确与错误之间的区别。环境帮我消除了将一切事情分为好或坏、健康或不健康、美德或恶习的偏见。正如我刚才所说，医疗决策中没有"正确"答案，尽管很多人认为自己是正确的，并试图将他们的观点强加给他人。相反，有些"正确"答案对许多人来说可能是非常糟糕的。我要重复一遍：你必须根据自己的价值观、健康状况和风险，与自己的医师商量，做出适合自己的决策。当然，这种选择要求你尽可能地了解自己的健康状况和治疗方案，这在"医疗的幸运年代"中将会实现。

提前收集患者的医疗数据有助于做出正确的决策

今天，当你去医院进行健康体检时，你可能要提早预约，然后去医生办公室采集数据，包括血压、体重和其他常规检查等信息。你唯一需要提前准备的可能是精神上的：组织你需要向医生提出的问题，并且在医生问诊时尽量不紧张。几天后，医生办公室的某个人会与你联系，告知你体检结果。有时，如果体检结果一切"正常"，甚至没人给你打电话。

未来，所有收集的医用数据都会放到环境中，这样你就会了解什么是最适合自己的。你不用特意去采集数据，相反，你还会带着自己的数据去就医。以下是我预见的一些场景：在你约定日的前一周，将生物芯片邮寄到医生办公室，其中包含一滴从你手指上采集的可以分析的血液。智能手机和其他便携式设备，如可佩戴的手表或手镯，将配备各种测量健康体征的技术。你可以用这些设备倾听自己的心脏，将心电图数据发送给医生，并把心脏的声音传输到"声音云"，以便与年龄和生活方式和你相同的人进行比较和分析。这些设备还可以扫描视网膜，检测从高血压、糖尿病到癌症等一系列疾病的潜在问题。数据结果也要视所处的环境而定。例如，当你接通一通电话后感到心烦意乱时，你的血压是怎样变化的？你运动时的心率有多高？在过去的24小时里你的活动量是多少？你的心率变异性（压力标志）是多少？

如果你怀孕了，常规产前检查也将通过技术转化，让你可以自己监测宝宝的健康状况，并将数据发送给产科医生进行审查和讨论。你甚至不需要进行侵入性羊膜腔穿刺术或绒毛膜取样检查来检测胎儿染色体。相反，一份小小的血样就会显示准妈妈想要了解的正在发育中的宝宝的一切，甚至超过了她对自己的了解。目前，已被广泛使用的旨在通过孕妇血液寻找胎儿遗传缺陷的新型产前检测，可以查出孕妇以前未被诊断的癌症。这是科学家们在寻找用较小侵入性的方法来测试胎儿发育过程中一个意想不到的发现——一个纯粹的偶然性例子。

通过所有这些创新，医生在约诊时就不必花费太多时间来收集信息了。他只需要根据你来医院前提供的数据规划治疗方案，也可以在你到达前就开始仔细检查细节并思考。如果你需要进行任何额外的测试，可以在医生那儿完成，不必另外预约。未来医疗中心的工作将会是"一站式购物"，而现在则是实时医学。

甚至生病就医这个概念都可能会改变，也许你觉得这实际上并不太可能。当你不舒服时，你必须开车去医院，和别人一起坐在候诊室，他们可能对你流着有传染性的鼻涕感到厌恶。事实上，现在美国有几家初创公司的医生可以随时上门诊疗，你可以在家里得到医疗帮助。未来的健康检查将是你在健康时与医生互动、交换信息并制订计划的模式。生病时，你可以打电话给已经与你建立良好关系的医生，寻求解决问题的建议。虽然今天的技术确实使我们和医生能保持一定的距离，但患者和医生之间的互动仍然非常重要。

我提到的老式上门诊疗是远程医疗快速发展的一部分，它可以让医生和护士上门，而不用你去他们的办公室或急救室。在某些情况下，它需要患者与医生进行实时视频咨询，每天 24 小时提供咨询、开药和后续护理建议。远程医疗很可能永远不会完全取代标准的医生办公室问诊，但肯定会在"医疗的幸运年代"里发挥作用。有了远程医疗，农村或偏远地区的人们、残疾人或有严重慢性病的患者可以立刻与专家联系。如果去医院很困难，患者可以通过视频进行后续访问，消除压力。护士可以定期与患者沟通，回答问题或确保患者遵循医生的处方和建议。随着技术的发展，你可以在远程诊疗时采集数据并与医生分享。美国一些小城镇安装了信息亭，让病人与远方的医生交流的同时检查主要生命体征。如果使用得当，所有这些将有助于实现医疗的最佳效果。

虽然现在关于医生是否需要处理患者提供的大量数据已经有了一些争论，但这些数据最终有助于减少错误。并非所有数据都同等重要，但有足够的数据就能消除错误。中午在医生办公室测量的血压只是一项数据，但是如果你带着三个月的数据来呢？比如在晚上或清晨测量的数据，在接了某个烦人的电话后测量的数据，或者在喝了一杯葡萄酒放松时测量的数据。这是一个统计学事实，数据越多，错误越少。如果你只在医生办公室里测量了一次，那么你可能已经错过了血压骤升的时间。数据的斜率或趋势比单个数据解释得更清楚。数据量不一定要多么大，基本的量就足够了。

尽管现在的医生不会期待你带着上次就医的图表数据记录来，但养成创建档案的习惯还是有益的。因此，从现在开始收集信息吧。一段时间的数据趋势会提供很有用的信息，收集和存储的信息越多，你就越了解将来应该做什么。我甚至建议，在不久的将来你应该开始储存自己的血浆（含所有蛋白质的部分血液样本），血库可以将血浆冻结20年之久。将来你可以通过新研发的方法，将那时的数据与过去的数据进行比较。

假设你在2025年患有严重的咳嗽，医生给你拍了胸部X光片，发现了一个0.5厘米的结节。它可能是以前感染的疤痕组织，也可能是癌症。目前，确诊的唯一方法是将针头插入其中取样或将其完全取出放在显微镜下检查，这是个大手术。但在将来，我们通过血液检查，就可以区分癌细胞和正常细胞，不过这么做可能需要基准线，这意味着你要有显示一切良好的血液基准线材料。如果发现类似的结节，你就可以参照基准线看其是否有变化并进行治疗。如果某项指数增长表明癌症的出现，可能意味着你需要取出结节。如果血液检查在过去的10年都很稳定，你就不用担心了。每种潜在的疾病都可以通过这种方式进行诊断。未来的测试取决于相关环境，即当下情况与过去的对比。每年保存一管血液，你将能够回到过去。虽然现在这不是常规做法，但我可以想象未来这将是年度体检的标准。

综合数据集将发挥重要作用

就医新模式的另一个关键因素是，你所有的数据都将进入一个集中的数据库，这个数据库将为你创建一个资料档案，你可以与其他具有相似特征的人进行对比。该数据库可以根据你的信息提供建议及推测可能发生的情况，就像把电脑与汽车连接起来诊断汽车的机械问题一样。当然这是一种过度简化的类比，人体比汽车复杂得多，但它仍然能说明问题：就像诊断汽车的主要问题（非外部剐蹭和座椅磨损）一样，人体的主要系统和基本生理机能也可以进行类似的评估（但不能评估动脉和潜在的遗传弱点）。普通数据也有价值，它可以为进一步分析奠定基础。

你可以想象一下，在大数据库的背景下，你可以根据自己的生物学特点了解吃或不吃什么可以避免偏头痛、平衡血糖、不依靠传统节食方案就减轻体重；白天何时停止喝咖啡可以避免睡眠不好；何时是外出或运动的好时机；某种药物是否对你有益且无不良反应；为什么你每天凌晨 3:10 都会醒来以及如何停止这个循环；哪些旋律与你的心率同步；何时去散步或者何时去参加减压活动；你是否需要担心自己的炎症水平……你可以根据综合数据集来平衡相应的关联性。

如果你是一位 36 岁的女性，年轻时踢足球，30 岁之前一直吸烟，你可以将自己的健康状况与有类似行为的其他人进行比较。不仅 DNA 可以成为数据的一部分，而且通过各种测量发现每天身体中发生的动态变化，如从每天浮动的基本激素到血液中遵循某种模式的蛋白质水平，都可以显示相应的患病风险或者是否需要接受治疗。

蛋白质组学是研究身体蛋白质的一门科学，是我正在进行研究的一个快速发展的新领域。我们正在探索蛋白质是如何构成人体信息的，并最终塑造了健康的信息。蛋白质组学允许我们"窃听"细胞对话，这可以更好地预示和预防疾患和疾病。与相对静态的 DNA 不同，蛋白质是非常活跃的。根据体内情况，它们每分钟都在变化。我从你的 DNA 中无法辨别你是否刚刚喝了酒，你喜欢吃什么食物，你上一次锻炼肌肉是什么时候，你昨晚睡得好不好，或者你是否很有压力。但你的蛋白质可以告诉我答案。它们可以代表你的身体"发言"，泄露其他部位很难找到的信息。通过蛋白质组学，我可以观察和测量身体的"状态"。尽管 DNA 本身很强大且具有启发性，但它做不到这一点。

我参与的其他一些激动人心的研究涉及数百万人的健康数据，这些数据包含天气、新闻事件等变量。想想看，在飓风桑迪横扫东海岸的那一周，出生在那里的孩子会发生什么。仅仅一个环境保护法案就可能对健康产生影响。

史蒂芬·埃里奇（Stephen J. Elledge）是哈佛医学院的遗传学教授，以及波士顿布里格姆妇女医院的教授。他正在研究不同人群间不同患病模式的病毒跟踪工具。他的工作最终将帮助我们了解年轻人和老年人之间，以及世界各地人群之间的身体差异。例如，他最近开发的一项测试可以用于了解病毒以及身体对病毒的免疫反应是否与慢性病有关，包括癌症。这种测试被称为VirScan，只需要一滴血，就可以显示一个人在过去和目前的生活中所遭受的每一种病毒。2015年，《科学》杂志首次报道了VirScan。目前，VirScan已经可以确定206种门类下的1 000多种病毒，反映了人类的整个病毒数据库，包括从感冒病毒到艾滋病病毒等在内的人类感染的所有病毒。VirScan通过检测抗体来进行病毒检测，抗体是身体对抗"侵略者"的防御机制，是免疫系统制造的用于对抗包括病毒在内的细菌的高度特异性蛋白质。人一旦暴露于病毒环境并对其产生免疫反应，就会产生抗体，并留下该病毒入侵的"记录"。

这种测试的应用将是惊人的。我们能够通过分析入侵人体的病毒得到各种数据。有些人将这种技术与电子显微镜的发展相比较，认为这使我们在微观层面获得了更高的分辨率，并且可以"看到"之前看不到的东西。例如，这种测试所衍生的一种应用是绘制疾病的历史和当前模式图，并了解某些疾病是如何受到人们抗体的影响的。我们早就怀疑病毒可能是造成心脏病、哮喘和自身免疫性疾病等的因素之一，因为患者在患这些疾病时体内都会出现免疫系统功能紊乱的迹象。免疫系统产生抗体，但将人自身的细胞误认为外来入侵者而攻击它们。

我们仍然不了解的疾病间的相互关系还有很多，如克服流感病毒和之后被诊断患有I型糖尿病或多发性硬化病的关系。这些疾病的发展过程中并没有产生这样的病毒或抗体，所以这个领域的相关研究很棘手。为了寻找它们，我们不得不单独列出可疑的病毒并进行测试。但是，通过像VirScan这样的测试，我们可以了解宏观情况，并建立大数据来查找某些病毒感染与未来患病风险之间的相关性。例如，病毒 X 的感染会导致患者以后患危险性疾病 Y，或者由于感染所产生的抗体可能会使你免受某些疾病的侵害。因此，该测试可用于确定个人健康的风险因素，并为未来的健康决策提供信息。该技术甚至可以帮助解答有关癌症的问题，但这因人而异。也许答案在于一个人有哪些抗体，以及抗体是何时产生的，这反过来又会影响个体对治疗和药物（如化疗）的反应。

这种测试最大的优点是非常廉价（约 25 美元），且可以在几个小时内完成。这是一种"一站式购物"，应该成为你年度体检的一部分，以尽可能地提高你在健康方面的积极主动权。测试越多，数据库越大，它的效用就会呈指数级增长。

疾病模式的数据挖掘并不总是依赖体液。即使是最简单的观察，我们也可在复杂的生物学中找到联系。2014 年，人们发现人造甜味剂会对身体造成损害，扰乱体内的微生物群，这些微生物群被统称为微生物组织（下文将介绍），这反过来又会影响人体的新陈代谢和血糖平衡。虽然我们探索的是微生物群，但是如果当时建立了另一种数据库来收集信息，我们就可以在几年前了解饮用苏打水和增加糖尿病风险之间的关系。这样一个重大发现可能仅仅通过了解人们的购买和消费习惯（大量使用人造甜味剂的产品）及其健康状况（大量胰岛素抵抗和糖尿病）就能获得。

2015 年有这样一则头条新闻，服用质子泵抑制物（Proton Pump Inhibitors，PPI）类药物（如埃索美拉唑、奥美拉唑和兰索拉唑）治疗胃溃疡的人可能会感到恐慌。这则新闻表示，这些药物可以使人患心脏病的风险升高 21%，无论你之前是否有心脏病的先期迹象。这个结论来自最简单的数据研究。休斯敦卫理公会和斯坦福大学的研究人员分析了约 290 万名患者的 1 600 万份临床报告，并通过这些报告找到了服用含 PPI 类抗酸药物与心脏病发作的可能性之间的联系。该研究是在 2013 年《循环》杂志（*Circulation*）

发表了关于 PPI 是如何在分子水平上潜在地导致长期心血管疾病的报告之后进行的，结果显示 PPI 改变了血管内壁结构。更有趣的是，服用含有 H2 受体阻滞剂的抗酸药并不会增加心脏病发作的可能性。

含有 PPI 的抗酸剂最常用于治疗消化系统问题，包括胃食管反流等。FDA 称，每 14 个美国人中就有 1 人在使用 PPI，这属于最常用的药物种类之一。这项研究的结果令人震惊，但它们仅反映出一种关联，而不是因果关系。服用过 PPI 类药物并患有心脏病的人可能会面临其他健康挑战，从而使问题复杂化，如肥胖、高血压和潜在的遗传风险因素。而从大数据中筛选出这种问题是我们全新的医学领域的一部分，它为我们提供了更多的知识来更好地照顾自己。

让我们再看一个例子，它正在改变着数百万人的生活。就在几年前，诺丁汉大学在比尔及梅琳达·盖茨基金会的帮助下开发了一个名为 MyBabyFace 的应用程序。当下有一个问题：全球婴儿的死亡率仍然高达 2.2%，特别是在未能普及高科技超声波技术和缺乏技艺精湛的医生的国家。这些死亡大多数是由计算孕期不精确而造成的：在怀孕日期不确定的情况下很难判断婴儿宫内发育的准确月数。因此，未及时发现早产儿，我们经常就会错过简单且低成本干预的机会，来避免与早产相关的并发症，如体温过低。MyBabyFace 利用大众的力量，"邀请"世界各地的父母上传宝宝的脚部、脸部照片以及胎龄信息。这款应用程序目前的用途只是简单地收集数据，预期在未来能开发一个数据库，以便更好地判断胎儿在子宫内发育的时间。另一个应用程序 Neogest 则使用脚部皱纹的深度和眼睛的圆度作为衡量婴儿早产程度的线索。

谷歌数据方法的效用

谷歌这样的大数据分析工具之所以如此出色，是因为它是一个不断进化的巨型编目系统和一种组织互联网上所有信息的方式。在计算机世界中，我们称之为数据结构，它以快速搜索和检索哈希表（hash table）①信息的方式来存储大量数据。但是，谷歌比大型图书馆用来安排、存储和跟踪书籍的哈希表的功能更好。当有人搜索网站时，谷歌的反馈结果做得更好，而且这个网站变得越来越强大。在"医疗的幸运年代"里，这种力量将渗透进医疗领域：它将产生一个用于基因组学、蛋白质组学、环境因素（如生活在高速公路旁边）、生活习惯（如吸烟）以及健康条件（如患糖尿病和对贝类过敏）的哈希表。

我每天治疗的患者都与我上一周治疗的患者类似，但我并没有根据从先前患者那里采集的知识来改善我的护理或者建议，因为这种系统还没有建立起来，但很快就会有了。"谷歌"数据方法的力量在于，我所治疗的每一位患者都会提高我的医疗水平；这个数据库将包含越来越多的信息，我和我的患者可以以此为基础做出更好的医疗决策。目前，大量的数据正在被收集：据估计，2015年短短两天内产生的数据与从文明起源到2003年产生的数据一样多。

但是谁将托管所有这些数据呢？其中一些信息是高度敏感的。这就需要建立一个新的非营利组织，它将托管所有这些数据，并保持其安全性和保密性。这些数据是重要的世界资源，需要得到保护，且不受政府和营利性组织可能带来的偏见的影响。这种偏见可能导致数据库被滥用，甚至遭到敲诈、勒索。我们只需要一个主机，这样数据库就会更强大、可以提供所有答案。

例如，我的诊所和美国11个机构已经与IBM超级计算机"沃森"（Watson）合作。"沃森"正在接受训练，分析来自癌症患者的遗传数据，并搜索科学文献以指导该患者进行治疗。随着人工智能的发展，"学习型"计算机获取了更多信息，学会了如何将患者与治疗方案相匹配，"沃森"帮助我们实现了真正的个性化医疗。《华盛顿邮报》完美地总结了我们对未来的期望："最重要的是，'沃森'将继续在工作中学习，寻找合适的肿瘤治疗方法。这

---

① 哈希表是一种根据关键码值（key value）而直接进行访问的数据结构。也就是说，它通过把关键码值映射到表中一个位置来访问记录，以加快查找的速度。——编者注

意味着'沃森'将根据以前与医生的互动获得更多有价值的知识。'沃森'协助临床医生识别致癌突变的数据越多，它的能力和见识增长得就越快。"

以前我们害怕在网上泄露自己的财务信息，尤其在使用电脑转账和存储财务数据时。但现在我们很少会有这样的担心，因为我们知道系统内有相应的工具来保证财务安全。健康数据同样有这样的需求。我们可以找不同的医生看病，而不用重复做检查，也不用携带之前的报告数据或担心它们是否安全。在紧急情况下，我们能快速、轻松地访问全部的健康记录，以优化我们的护理方法，特别是当我们陷入突发的危险困境时，急救医师需要知道我们是否对药物过敏等信息。

1966 年，美国几家银行创建了一个成员专属协会，以彻底改变支付方式，不再依赖传统的支票和现金进行付款，于是万事达金融服务公司诞生了。试想一下，这家公司和其他银行公司必须克服哪些困难，才能将其产品成功地推向市场呢？他们不得不制定授权规则；规范账单流程；制定国际货币兑换规则；制定指导方针和程序，以尽量避免欺诈和其他滥用行为；处理营销、安全和法律方面的问题，以运营一个全球性组织。而如今，他们还必须跟上这个越来越容易被黑客攻击的数字世界的进度，并面对金融诈骗、盗窃、非法挪用现象无处不在的局面。但在这种复杂的情形下，金融服务行业仍然在发挥作用，消费者和债务人仍继续信任和依赖它们。想想今天金融服务行业的效率比以前提高了多少，你的生活变得多么方便——这些都要归功于信用卡、网络支付手段以及可以在线查看个人所有的资金数据。

很难想象如果没有这个系统，我们的生活会变成什么样了。一二十年后，我们和匿名人士的健康数据（这些数据使个人数据库变得更强大）所组成的系统将会带给我们同样的变革。就像如今我们使用移动设备查看信息一样，将来我们也可以通过包括手机在内的移动设备来检测自己的血糖水平或心率。在"医疗的幸运年代"里，你的智能手机将成为生活中功能异常强大的日记，告知你的健康水平。最终，这将有助于我们实时管理疾病，而不是通过定期访问医生来进行管理，从而更快地得到帮助或更快地调整治疗方案以治愈疾病。现如今特别需要这种系统的一个领域是心理健康领域，而这种系统很快就会被应用到该领域。

手边的个人诊断和治疗师

目前，一些正在研发或已研发完成的手机应用程序承诺可以非常准确地诊断临床抑郁症，它们甚至能够检测到你只是情绪低落或特别焦虑，但不一定是抑郁症的情况。事实上，你的手机将变成一个虚拟的个人治疗师。它可以通过测量你的语音语调、追踪你发了多少短信，以及使用面部识别技术来衡量你的压力水平，来告诉你什么时候你看起来很沮丧。它甚至可以和你聊会儿天来平息你的焦虑。其他处于研发中的应用程序还可以通过评估人的说话模式、对比正常衰老的成年人与具有退化性脑病迹象的成年人之间的声音差异等，来检测包括痴呆在内的精神疾病迹象。

这种技术可以为每个人开发一套内置的好友系统。如果你的朋友通过应用程序了解到你正处于郁闷的状态，他就可以采取行动来帮助你。与此同时，你的系统将会记录下你情绪低落的日子。现在我们只有你在医生办公室里提供的数据。但通过数据记录，我们会发现很多随着时间的推移容易被忽视的模式和联系。

有人可以通过智能手机数据来了解你的心情，虽然这可能令人感到毛骨悚然，但是这些技术可以帮助那些正处于精神脆弱状态并有抑郁倾向的人，如失业或分娩后的人。这些技术消除了精神评估中的主观性因素，为我们提供了真正的测量手段。它们还可以帮助检测亲人的精神疾病。在过去10多年中，美国发生了一些由于当事人情绪不稳定而造成的恶性枪支暴力事件。如果有人在这些事情发生之前对当事人进行干预，则可以挽回多少生命呢？

大多数恶性事件都是由与伴侣分手、与人产生隔阂和家庭争吵引起的，而且往往"安全网"没有做好。试着想象一下，如果让手机应用程序来扮演这种"安全网"的角色会怎样。一旦你标记了"安全网"中的指定人员，手机就可在它检测到这种可能性的时候向他们发送一条消息，告诉他们出了问题，从而防止悲剧的发生。如何更好地利用这些设备目前还在研究中，但是它们为我们提供了希望，也许将来我们可以避免这类可怕事件的发生。

你是大数据治疗的一部分

大数据的力量怎么强调都不过分。2013 年，法国的一项对近 50 万人的研究发现，那些退休较晚的人患阿尔茨海默病和其他形式的痴呆症的风险比较小。事实上，每晚退休一年，患痴呆症的概率就会降低 3.2%。就业不仅有助于活跃身体，而且有益于我们保持更多的社会关系和精神挑战。工作的人需要不断学习新事物，而学习新事物需要更多的注意力，这对防止精神衰退很有帮助。

同年，另一项研究发现，住在机场附近会增加心血管疾病的患病风险。这项研究对居住在伦敦希思罗机场附近的 360 万人进行了数据分析，发现居住在嘈杂地区的人群患卒中、冠心病、心血管疾病的概率及住院和死亡风险更高。此外，在另一项类似的研究中，人们收集了生活在美国北部 89 个机场附近的 600 多万人的医疗健康数据。即使在对年龄、性别、种族、地理位置、社会经济状况、人口统计、空气污染级别和道路密度进行调整和分析之后，那些生活在噪音值前 10% 的人得心血管疾病入院的风险仍然非常高。实际上，研究人员通过计算认为，对生活在机场附近的老年人来说，2.3% 的因心血管疾病住院的病例可归因于飞机噪声！

这些研究要求研究人员挖掘并分析大量组织得不是很好的数据。如今，我们可以假设未来的数据库装满了人们基本生活习惯和生理学的信息，我们可以毫不费力地把所有这些风险因素和重要的细节搞清楚吗？想象一下，我们可以建立各种健康管理工具，比如了解你的住址周围的潜在风险或者选择在 70 岁退休可能存在的风险等。

再举一个例子，假设你是一位 40 多岁的精力旺盛的跑者，你的臀部时常疼痛。经过几次医生门诊后，医生将其确诊为关节炎（你 75 岁的母亲年轻时也遇到过这种情况，她已经替换了一处关节）。医生告知你以后不能再跑步了，需要换一种新的、不那么剧烈的运动方式。你无法接受这种方案，决定找到一种更好的替代解决方案。这种解决方案可以从这个数据库中找到。在这个数据库中有相关的案例数据，比如同你的年龄一样、具有相同运动倾向和诊断情形的人都是如何解决他们的问题的，以及如何不用与运动永别就可以完全克服这些问题。生活即将因此而发生改变。那么我们是否值得将自己的信息分享给数据库，从而能够搜索别人的数据呢？我想答案是肯定的。

你的健康信息是这个解决方案的一部分。你不会失去任何东西，而且将因此而得到回报。你将从之前的每一位病人那里受益匪浅。你甚至可能会发现，根据自己的特定情况和个人资料，你无须进行正式的治疗。有些疾病不需要传统的药物治疗，有些疾病的治疗方式可能与今天的不同。许多癌症，如低等级前列腺癌、分化型甲状腺癌和一些乳腺肿瘤不需要治疗，因为它们在通常情况下不会伤害你。但在这个凡事一刀切的世界里，它们被视为与其他癌症无异，并被采取"积极"的治疗方法，从而产生了不良反应。很多人被告知我们要在 50 岁时进行结肠镜检查，但大多数人并不需要。如果你在侵入性治疗手术中没有切除息肉，那么一开始就不需要切除。

同样，只是为了筛查而要求一个健康的 50 岁男性进行前列腺活检，也没有任何实际意义。我们需要利用技术来确定哪类人需要进行检查。在接下来的几年里，我敢打赌，我们将从建议每个人在 50 岁时进行结肠镜检查转化成血液检查，以了解你是否有结肠息肉。如果你确实有结肠息肉，那就可以继续进行手术。

他汀类和阿司匹林类药物也是如此。这些药物在医学上占有一席之地，但我们往往过度使用它们，因为没有更好的方法来确定谁该服用它们以及何时开始服用。这就相当于每天都让人带着雨伞，只是为了避免淋雨。鉴于目前缺乏数据，我们不知道哪些疾病需要不同的治疗方法，而大数据将帮助我们克服这一难题。

再举一个例子：美国每年约有 30 万人接受急性阑尾炎手术。他们认为如果阑尾没有立即被切除，就可能导致致命的后果。阑尾是一种小型管状囊，附着在右侧大肠的下部。人们没有它也可以生活。它可能是我们进化过程中的残留器官，尽管有些人认为它可能会在腹泻后释放良性细菌帮助身体重新启动消化系统。但如果由于感染（通常为不良细菌感染）而需要切除阑尾，并不会造成任何已知的健康问题。

阑尾炎的手术治疗始于 20 世纪 80 年代。但是，阑尾切除手术在所有情况下都是必要的吗？如今我们知道，阑尾发炎的时间长短与其破漏的风险无关。冷战期间，美国水手要在核潜艇上度过 6 个月甚至更长的时间，不能到达水面以上。当时对那些有阑尾炎的人来说进行手术是奢侈的，所以他们选择用抗生素治疗。这种治疗过程总体上很好，没有造成死亡或引起并发症，但这种治疗方法没有被广泛宣传。1961 年，驻扎在南极的苏联医生列昂尼德·罗格佐夫（Leonid Rogozov）因为阑尾发炎而十分痛苦，最后他自己把阑尾切除了。又过了 54 年，我们才意识到侵入性手术不总是必要的。罗格佐夫的自救手术在当时的新闻界成为重磅消息，之后他继续专注于手术研究。2000 年他死于肺癌，时年 66 岁。

2015 年，欧洲对约 1 000 名患者做的 5 项小型研究表明：抗生素可治愈一些阑尾炎患者；大约 70% 服用抗生素的患者不需要手术治疗。那些在尝试抗生素治疗后又接受阑尾切除术的患者，并没有比立即接受手术的患者面临更多并发症的威胁。自从抗生素诞生以来，每年本可以避免 20 多万例手术，但没有相应数据的支持来帮助我们认识到这一点。

2015 年春天，一篇文章引起了我的注意，引发我从另一个角度对此进行解读。文章写道："像睡美人一样，一些研究几十年来一直处于休眠状态……"美国印第安纳大学布卢明顿信息学与计算学院的复杂网络和系统研究中心的一项新研究，试图回答为什么一些研究论文和发明会"休眠"多年甚至几十年，然后突然爆发，得到大家的关注。

令人惊讶的是，发表这些"休眠报道"最多的杂志往往是那些颇负盛名的杂志：《美国国家科学院院刊》（*Proceedings of the National Academy of Sciences*，这项特别的研究报告就发表于此）、《自然》和《科学》。"休眠率"最高或得到承认最晚的领域包括物理、化学、多学科科学、数学和普通内科。这些领域中的有些论文甚至经历了 70 多年的"休眠期"。休眠时间最长的研究来自卡尔·皮尔逊（Karl Pearson），他是一位有影响力的统计学家。他的一篇论文于 1901 年在《哲学》杂志（*Philosophical*）上发表，但直到 2002 年才被"唤醒"。最新研究发现，休眠时间最长的 15 篇论文中，有 4 篇是 100 多年前发表的！

这样的发现不禁让人们想到现有的论文中是否已经存在什么宝藏，可用来解决当今医疗保健方面的严峻问题。虽然以前人们认为很少会有研究长期休眠，但是这项新的研究表明事情显然不是这样的。我们必须发现"唤醒"这些休眠研究的触发机制。

健康数据收集的进展历程

实际上，人们对健康数据的收集和记录在很久之前就开始了。这项活动与文字本身一样古老，但是这样的数据需要数百年的时间才能被收集和记录在一起，且被公众所用。第一个公共卫生数据库直到中世纪才得以建立，部分原因要归咎于黑死病（鼠疫）的传播。

1538 年，英国通过了一项要求提供死亡证明的法律。显然，政府担心人们通过假装死亡来逃避税收。虽然印刷机是在 15 世纪前期发明的，但直到 1600 年才有人想到收集所有的死亡证明并进行整理，以便大体上了解事情的动态。这样，国王就会知道最近的死亡人数，对国家的人口动态有一个总体的了解，因为出生信息也开始被登记下来。最终，这导致每周一页的死亡报告产生了，上面记录了死者的姓名和死因。这些报告被称为《死亡周报》（*Bills of Mortality*，见图 3-4），其中一组作为人类历史上最重要的文献之一被载入史册。

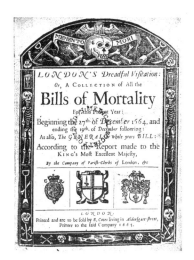

图 3-4　1664 年和 1665 年《死亡周报》的扉页

《死亡周报》是一部很难在学校读到的文学作品，它跟踪记录了 1664—1665 年在英国发生的黑死病的蔓延和消退情况。从很多方面来讲，它都是世界上第一本记录疾病传播的文献。对于现代的我们来说，上面记录的一些死因听上去十分奇怪。因为记录死亡信息的人员并没有接受过医疗专业培训，所以他们常常不知道该如何表达确切的死因，而是会列出一些特殊的或模糊的原因。例如，一些死因被记录为"肠子里的疼痛""悲伤""突然""惊吓""胃停止工作"等。记录显示，当时的婴儿死亡率很高。死亡的孩子通常根据年龄分类，而不是根据可能导致其死亡的疾病分类。其中，年龄小于一个月的婴儿被列为"圣诞"（chrisomes），而未长牙齿的婴儿被列为"牙齿"（teeth）。

1665年夏天，伦敦正处于黑死病高峰期。截至7月中旬，每周有1 000多人死亡，政府在公共区域粘贴布告公布死亡人数，以警告人们瘟疫正在蔓延。许多富人离开了城市，穷人只能等待死亡。图3-5、图3-6和图3-7是1665年的三张周报，每一张周报都列出了伦敦一星期内的死亡人数：第一张为2月某一星期的数据，其间1人死于黑死病，89人死于结核病；第二张为9月某一星期的数据，其间有7 165人死于黑死病；第三张为12月某一星期的数据，我们可以发现因黑死病死亡的人数已经降低至243人。

这是人类历史上第一次在数据中反映出一种模式。你可以看到黑死病从春天开始，然后在城市内蔓延，在温度高的夏天导致很多人死亡，最后在秋冬季消失。以我的朋友杰伊·沃克（Jay Walker）的话来说："善良的造物主不会突然让人死亡，他是按照瘟疫曲线渐渐让人死亡的。"他在康涅狄格州建立了一座私人的人类想象历史图书馆，里面拥有用皮革装订、写在牛皮纸上的《死亡周报》（图3-5、图3-6和图3-7为他所收藏的原版《死亡周报》）。根据《死亡周报》，人们可以预测瘟疫的爆发，公共卫生问题也可以得到绘制、量化、数字化和预测。

对伦敦的重要数据进行实际组织和分析的是约翰·格兰特（John Graunt），我们应当感激此人。许多历史学家认为他创立了人口学科学，还对人口统计学进行了研究。人们为了纪念格兰特，将其任命为英国皇家学会的特许成员，该学会由许多英国著名科学家组成。

The Diseases and Casualties this Week.

		Imposthume	1
		Infants	15
		Lethargy	1
		Overlaid	1
Abortive	2	Kild 3, one at St. Margaret Westminster, and one in a Brewers Malt-mill, at St. Martin Vintery, and one by a fall from a Ladder at St. Giles in the Fields	3
Aged	38		
Apoplexie	1		
Cancer	1		
Canker	1		
Chilbed	6		
Chrisoms	15	Plague	1
Consumption	89	Rickets	6
Convulsion	43	Rising of the Lights	6
Cough	1	Rupture	1
Dropsie	44	Scowring	3
Drowned at Lambeth	3	Spotted Feaver	4
Feaver	35	Stilborn	11
Flox and Small-pox	30	Stone	1
Flux	2	Stopping of the stomach	15
French-pox	3	Suddenly	1
Gowt	3	Surfeit	6
Grief	1	Teeth	22
Griping in the Guts	14	Thrush	3
Jaundies	1	Timpany	2
		Tissick	16
		Ulcer	3
		Winde	3
		Wormes	4

	Males	113		Males	239		
Christned	Females	111	Buried	Females	223	Plague	1
	In all	224		In all	462		

Increased in the Burials this Week ——— 69

Parishes clear of the Plague ——— 129   Parishes Infected ——— 1

The Assize of Bread set forth by Order of the Lord Maior and Court of Aldermen,
A penny Wheaten Loaf to contain Eleven Ounces and a half, and three
half-penny White Loaves the like weight.

图 3-5　1665 年 2 月 7 日至 14 日的死亡人数

周报显示，在黑死病初期只有 1 人死亡。

The Diseases and Casualties this Week.

		Imposthume	11
		Infants	16
		Killed by a fall from the Belfrey at Alhallows the Great	1
		Kingsevil	2
		Lethargy	1
		Palsie	1
		Plague	7165
Abortive	5	Rickets	17
Aged	43	Rising of the Lights	11
Ague	2	Scowring	5
Apoplexie	1	Scurvy	2
Bleeding	2	Spleen	1
Burnt in his Bed by a Candle at St. Giles Cripplegate	1	Spotted Feaver	101
Canker	1	Stilborn	17
Childbed	42	Stone	2
Chrisomes	18	Stopping of the stomach	9
Consumption	134	Strangury	1
Convulsion	64	Suddenly	1
Cough	2	Surfeit	49
Dropsie	33	Teeth	121
Feaver	309	Thrush	5
Flox and Small-pox	5	Timpany	1
Frighted	3	Tissick	11
Gowt	1	Vomiting	3
Grief	3	Winde	2
Griping in the Guts	51	Wormes	15
Jaundies	5		

Christned { Males — 95, Females — 81, In all — 176 } Buried { Males — 4095, Females — 4202, In all — 8297 } Plague — 7165

Increased in the Burials this Week ———— 607

Parishes clear of the Plague —— 4   Parishes Infected ——— 126

The Assize of Bread set forth by Order of the Lord Maior and Court of Aldermen, A penny Wheaten Loaf to contain Nine Ounces and a half, and three half-penny White Loaves the like weight.

图 3-6   1665 年 9 月 12 日至 19 日的死亡人数

周报显示，在黑死病高峰期间有 7 165 人死于瘟疫。

The Diseases and Casualties this Week.

Aged	9	Frighted	2
Bloody flux	1	Griping in the Guts	8
Bruised	1	Hanged himself (being distracted) at St. Peters in Cornhil	1
Calenture	1	Jaundies	1
Childbed	10	Imposthume	1
Chrisomes	4	Infants	7
Collick	1	Meagrome	1
Consumption	35	Mother	1
Convulsion	17	Plague	243
Dropsie	14	Plannet	1
Drowned 2, one at St. Magdalen Bermonsey, and one at St. Margaret VVestminster	2	Plurisie	1
		Rickets	1
		Rupture	1
		Scurvy	3
Feaver	27	Spotted Feaver	5
Flox and Small-pox	2	Stilborn	4
Flux	2	Stone	1
Found dead in a Stable at St. Mary Islington	1	Stopping of the stomach	3
		Surfeit	3
French-pox	2	Teeth	14
		Thrush	1
		Tissick	3
		Ulcer	2
		Winde	1
		Wormes	4

	Males	68			Males	220		
Christned	Females	65		Buried	Females	222	Plague	243
	In all	133			In all	442		

Increased in the Burials this Week —— 14
Parishes clear of the Plague —— 73   Parishes Infected —— 57

The Assize of Bread set forth by Order of the Lord Maior and Court of Aldermen, A penny Wheaten Loaf to contain Ten Ounces and a half, and three half-penny White Loaves the like weight.

图 3-7 1665 年 12 月 5 日至 12 日的死亡人数

周报显示，在黑死病消退期间有 243 人死于瘟疫。

如今我们都已经知道了疾病的传播模式，特别是传染性疾病。与由老鼠身上的寄生虫所造成的鼠疫不同（当跳蚤在夏季的温暖环境中繁殖时，瘟疫达到了高峰），流感病毒在冬季达到了顶峰，此时人们长时间待在屋内，且距离较近。尽管现代的技术比中世纪的好很多，但我们仍可能对数据信息产生误解。由此可以看出，没有上下文的数据是没有意义的。几年前，谷歌试图使用搜索引擎预测流感的传播，但出现了错误。通过将传统监控数据与谷歌流感趋势数据进行比较（谷歌的结果来源于与流感相关网站的访问量），我们发现谷歌高估了流感高峰水平，而且连续三年都是如此。值得提醒大家的是，虽然基于网络数据挖掘和社交媒体的高科技流感追踪技术很有用，但该技术现在只能补充传统的流行病学监测网络，要完全成熟后才能够完全替代它。

谷歌所面临的是人工智能的基本问题：计算机和搜索引擎可以很好地追踪人们所了解的内容（如"发烧""流感""喉咙痛""寒战""身体疼痛""流感症状"等），但是它们不知道这些人是否真的生病了。例如，西雅图的一群健康人士可能正在网上搜索关于流感及其症状的信息，他们也许是一些为了完成相关论文的学生，或者是一些刚从当地媒体听到有关流感新闻报道的人，他们会"误导"搜索引擎的跟踪算法。简单地说，他们错误地充当了"信使"——在不知不觉中破坏了这个系统，因为谷歌将他们标记为潜在的流感病人，而实际上他们并不是，可能在那一整年里都不是。

如今，这样类型的误导性信息无处不在。大量的健康信息以及医疗保健类指导意见让我们难以确定该相信和依赖哪些内容，甚至你可能会发现在自己的健康背景下做出的决定更具挑战性。我将帮助你定义目前的健康背景，但首先我们必须搞清楚，所谓的医疗保健究竟意味着什么。

04

精准医疗

善用它的功效，合理规避风险

DAVID

我个人认为，我们现在还没有足够的
智慧（这不会持续太长时间）来坦然面对
基因改变所带来的后果，哪怕仅仅牵涉单
一的个体。

戴维·巴尔的摩

BALTIMORE

在意识到我们可以编辑人类基因组中的任何基因之后没多久，包括该领域开拓者在内的一些科学家就开始呼吁，全世界应该暂停使用这项新技术。在 2015 年《科学》杂志的一篇文章中，他们表示，我们应该花时间全面思考一下这项技术所带来的问题。戴维·巴尔的摩（David Baltimore）是该文章的作者之一，他担心改变人类基因组会带来危险，认为我们还没有足够的智慧来面对改变人类构成和重构人类基因的潜在后果。

对基因组进行修改意味着对精子、卵子或胚胎的修改将是永久性的，这样的改变将贯穿该个体的一生，然后遗传给后代。之前的这些担忧都只限于理论层面。然而今天，我们生活在一个全新的世界。我们大家在今后会使用哪些药物，从根本上来讲取决于哪些技术需要得到广泛应用，哪些技术我们必须限制大规模的使用。

DNA 筛选和 DNA 编辑这样重要的技术，如果没有可靠的监管措施，就会和人们面对健康问题时的模式一样，纯粹属于被动医治而非主动预防。在这样一个飞速发展的时代，不采取主动预防是一个很大的问题。"非典"、禽流感、埃博拉病毒及西尼罗河病毒等，传播得比以往任何时候都要快。在面对突如其来的真实灾难时，我们的协调处理能力就显得不尽如人意了。我们没有基于未来进行思考，没有根据已知的参数做出合理的预测。

在过去的几年里，人们在温暖的湖水中游泳时被"食脑一族"阿米巴原虫感染的情况出现了激增。2012年，两个孩子在双子城附近的明尼苏达莉莉湖游泳之后感染死亡。2015年，一名加利福尼亚州的女性死于寄生虫引起的致命性脑部感染。这一特定类型的变形虫只能在温暖环境中生存，通常在得克萨斯州和佛罗里达州被发现。但考虑到近年来气候变暖的趋势，水域情况已经发生了改变，水中的生物也随之改变了。作为社会的一分子，我们需要更好地预测这些变化，以便当陌生敌人出现时能够迅速采取行动。2001年"9·11"事件发生后，美国随后迅速建立了国土安全部，以帮助美国民众在应对恐怖分子时领先一步。如今是我们建立"国土卫生部"的时候了，以便预测和应对卫生与公共服务部或疾病控制与预防中心没有关注到的一切生物威胁。

当下，我们应着手探讨如何对未来的健康进行管理，从建立基因编辑伦理观到建立更可靠的流行病预测策略，都刻不容缓。通过这些行动，我们也许能够避免像莎伦·贝尔纳迪（Sharon Bernardi）那样的悲剧发生。

线粒体疾病导致的悲剧

和大多数年轻女性一样，贝尔纳迪与别的妈妈并无不同，她也希望成为一位母亲并组建家庭。虽然她的前三次怀孕看起来平安无事，但几个婴儿都在出生后不久就夭折了。研究发现，这些婴儿脆弱的身体从出生后就开始神秘地积累酸性物质，并迅速导致他们死亡。当时，没有人能够解释这种现象。贝尔纳迪的妈妈说她自己也是在生产了三次死婴之后，才产下了贝尔纳迪这个唯一幸存的孩子。

贝尔纳迪和她的丈夫尼尔花了很长一段时间才抚平失去第一个孩子的伤痛，因为之前的妊娠和生产都进行得实在太顺利。但接下来，这样的事情发生了一次又一次。每次怀孕，贝尔纳迪都会祈祷恐怖的事情不要再发生了。尽管医生开始预感几次死亡之间存在某种联系，但他们还是无法解开其中的谜团，即便对贝尔纳迪进行早期基因筛查也无法预测。他们注意到贝尔纳迪的其他家族成员也失去了很多孩子，除了贝尔纳迪自己的孩子，总共还有 8 个孩子夭折。后来，贝尔纳迪终于迎来了儿子爱德华。

爱德华是贝尔纳迪第四次怀孕生产的孩子。贝尔纳迪很想拥有一个亲生的健康孩子，不希望再看到孩子夭折。这一次，在她生产过程中，医生更加谨慎，做好了相关的准备。爱德华出生后 48 小时就接受了首次药物治疗和输血。这是为了防止乳酸酸中毒（血液中毒的一种），正是这种中毒导致了贝尔纳迪之前的孩子死亡。爱德华活了下来。5 周后，贝尔纳迪和她的丈夫一起带爱德华到英国的森德兰过圣诞节。爱德华发育正常，度过了所有的早期必经阶段，学会坐起来，学会爬行，在 14 个月大时学会了走路。总体来说，他是一个快乐、活跃的男孩，但他的母亲仍需要对他进行格外的照料，因为他看起来似乎并不像其他同龄孩子一样健康。

爱德华在 2 岁的时候，身体有了恶化的迹象。他开始在走路中反复跌倒，后来又出现了癫痫症状，医生由此发现了贝尔纳迪所有孩子不幸的根源。1994 年，当爱德华 4 岁时，医生诊断出他患有雷氏病，这种疾病会造成中枢神经系统紊乱，同时还会带来各种各样的问题，如丧失对头部的控制以及运动技能缺陷、学习困难、呼吸和肾功能损伤等。由于病情发展迅速，大多数患有雷氏病的孩子存活时间都不长。医生告诉贝尔纳迪，爱德华可能活不到上幼儿园。在整个患病期间，爱德华会有一些病情缓解的间隔期，但他的癫痫令人担忧，因为它有时可能会持续好几天。医生认为爱德华很可能会在某一次长时间的癫痫中死去。

贝尔纳迪和尼尔继续尝试生养一个健康的婴儿，但总是运气不佳。她之后又生了三个孩子，但每一个都没有熬过 2 岁。每次孩子夭折，贝尔纳迪和尼尔都安慰自己说夭折只是"个例"。也许这只是人类本性中的想法，尤其是当你渴望有一个健康孩子的时候。但当最后一个孩子因心脏病发作于2000 年去世的时候，他们终于停止了尝试。毕竟他们还有爱德华，而且他已远远活过了医生预测的时间。

爱德华是幸运的，他经历了从少年到青年的美好生活。随后，他的身体每况愈下，无法治愈的大脑功能紊乱给他在临终前带来了长达一年的慢性疼痛和严重的肌肉痉挛。最后，他于 2011 年死于心脏骤停，药物已无能为力。

尽管人们批评贝尔纳迪和尼尔的选择，指责他们自私地只想要自己的亲生孩子而不顾残酷的事实，但这个故事确实引发了对于医药学能否给这样的夫妻带来希望的争论：一个没有疾病的孩子。有一个问题是，这样的孩子会有三位父母，两位母亲和一位父亲——至少在基因上是这样的。对贝尔纳迪而言，进行基因疗法，使线粒体缺陷成为过去或至少得以补救，更多的不是为了让她免除伤痛，而是让孩子们免除伤痛。这项突破性的技术目前正处于方兴未艾的腾飞阶段。

线粒体（见图 4-1），有时也被称为细胞的内部"发电厂"。它们微小的结构内部有着与细胞核 DNA 不同的独立 DNA，它们含有 5 ～ 10 份 DNA备份，而细胞核的 DNA 仅有两份备份。线粒体存在于除红细胞以外的所有细胞中，通过生成一种叫三磷酸腺苷（Adenosine Triphosphate，ATP）的化学物质来产生能量。德国医生卡尔·本达（Carl Benda）于 1897 年首次发现了它们，并指出这些粒子看起来微小细长。因此，线粒体的名字mitochondria 源自希腊语 mitos 和 chondrin 的组合，它们的意思分别是"线"和"谷粒"。

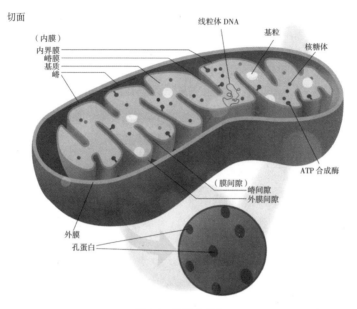

图 4-1　线粒体结构

　　这些微小的细胞器是细胞的能量站，它们负责产出人体所需能量的 90% 以上，以维持个体的生命和生长。若这些至关重要的组成部分出现损伤，则会引起一系列疾病，从肌肉组织疾病到严重的神经疾病都有。受线粒体疾病伤害最大的是大脑、心脏、肝脏、骨骼肌、肾脏，以及内分泌和呼吸系统的细胞。线粒体包含 37 个基因的 DNA 编码，总共约有 16 600 个碱基对。

　　1949 年，线粒体作为"细胞能量站"的角色终于由两名美国科学家解释清楚了，他们分别是尤金·肯尼迪（Eugene Kennedy）和艾伯特·伦宁格（Albert Lehninger）。基本来说，线粒体就是通过化学反应，将某些分子和营养物质转化为能量，以支撑大部分的细胞功能，将线粒体看作"细胞电池"会更有助于理解它的作用。富含能量的 ATP 被生成，然后被送到细胞中需要它们的地方，再通过特定的酶释放能量。大脑、肌肉、心脏、肾脏和肝脏的细胞中含有成千上万的线粒体。在某些细胞中，线粒体所占的比例高达 40%。

目前的看法是，细胞中的线粒体从前是独立生存的细菌生物，后来变成了人体细胞的一部分，负责产生能量。因此，每一个线粒体都含有自身的基因组，但它又没有独立运作所需的全部基因（它只含有 37 个基因，与细胞核中的 20 000 ~ 25 000 个基因相比，相差甚远）。与细菌的 DNA 一样，线粒体的 DNA 呈圆环状，与细胞核内的遗传物质很不相同。同样，与包含父母双方染色体的核基因组不同，一个人体内所有的线粒体均源于母亲卵子中的数千个线粒体。换句话说，它只会继承女性血统。繁殖过程中，当精子与卵子的核 DNA 组合时，雄性的线粒体被排除在外。基于此，科学家们用"线粒体夏娃"来指代那个所有人类都或多或少遗传了其线粒体 DNA 的人类母亲。科学家们认为她生活在大约 17 万年前的东非，那时候人类正进化为不同于其他人种的一个物种。

线粒体基因组并不像细胞核基因组那样稳定。相对于细胞核 DNA，线粒体基因会以 1 000 倍的速度积累随机突变，而目前科学家们还没有研究清楚其中的原因。每 5 000 名新生儿中，就有 1 名会遭受这种突变所引起的疾病威胁。这种疾病会影响对能量需求很大的细胞，如脑细胞和肌肉细胞。在病变线粒体中，母亲所遗传的比例会决定孩子病情的严重程度。

线粒体疾病包括神经、肌肉和代谢紊乱，也会扩展到糖尿病、某些形式的自闭症、帕金森病、阿尔茨海默病，甚至癌症都与线粒体问题有关。所以问题就变成了：我们可以消除这些线粒体疾病吗？这就不得不提道格拉斯·特恩布尔（Douglass Turnbull）了。

DNA 片段矫正

特恩布尔是英国纽卡斯尔大学的神经学教授，以及英国威康信托基金会线粒体研究中心的主任。多年来，他目睹了那些身患难以治愈甚至有时致命的线粒体疾病患者（包括贝尔纳迪和她的孩子们）的痛苦生活，发誓要找到一种方法来阻止线粒体疾病继续遗传下去。40多年前，在神经科病房工作时，特恩布尔第一次对线粒体疾病产生兴趣，那时候有一名美国皇家空军成员抱怨自己在训练时发生过严重的肌无力情况。虽然特恩布尔对线粒体疾病的怀疑在该名男子身上并不成立，但这个课题还是让他着迷了。接下来他攻读了硕士和博士学位，并在博士期间着重探究了线粒体疾病的分子机制。他将自己的职业生涯致力于研究这些细胞内有自己生命的重要微小结构，了解它们是如何出现问题的。

特恩布尔在20世纪90年代中期遇见了莎伦·贝尔纳迪，并发现了她身上的变异线粒体，随后让她进行了肌肉活检。贝尔纳迪看起来很健康，这让他很惊讶，但对于她的其他家庭成员所遭受的重大健康问题，特恩布尔并不感到惊讶。贝尔纳迪在35岁时开始出现健康问题，她的母亲在50多岁时开始出现心脏问题。特恩布尔决定要阻止孩子们"继承"变异线粒体。

特恩布尔并不是第一个想要消灭变异线粒体的人。早在19世纪80年代，胚胎学家就开始用老鼠探索相关的潜在技术了。他们发现的这个过程，有时被称为三人体外受精（in vitro fertilization，IVF），即把带有变异线粒体的女性的细胞核遗传物质（23对染色体）转移到另一个女性的健康卵子中。这在保留了亲生母亲染色体DNA的同时，还消除了有缺陷的线粒体。这个过程可以通过多种方式实现，见图4-2。

特恩布尔和其他科学家在培育的猴子、老鼠和人类卵细胞中尝试了这种技术。2009年，在俄勒冈健康与科学大学，干细胞与生殖生物学家舒克拉特·米塔利波夫（Shoukhrat Mitalipov）和他的同事们宣布了两只健康的恒河猴的诞生，而它们的细胞核和线粒体都来自不同的卵细胞。这两只恒河猴在第5个生日时仍然健康无比。米塔利波夫和他的团队也证实了该过程对于人类卵细胞的适用性：他们创造的胚胎发育成了囊胚——这是一种拥有50～200个干细胞的细胞团，有潜力发展成身体的各种不同组织。这些囊胚可以被移植到女性的子宫内。现在米塔利波夫的团队渴望进行这一步，在人类身上测试这种方法。

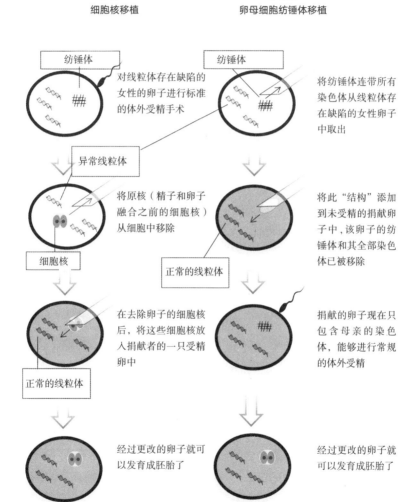

图 4-2 带病卵子与健康卵子融合的两个过程

通过这种方式，可以防止罕见却极具毁灭性的线粒体疾病。

这一方法固然不乏批评者，原因显而易见。这些技术会产生意想不到的后果吗？例如，它们会引起分子或基因水平的小变化，影响孩子日后的发育或引发健康问题吗？这种情况是可能的，前提是使用这种技术的个体间，其线粒体和核基因组存在无法预料的不兼容性。要使线粒体发挥正常功能，线粒体基因需要与接受个体的 DNA 相兼容。两个结构中的基因变异可能会共同发生。多项研究表明，替代老鼠、果蝇和其他生物体内的线粒体，有时会导致呼吸问题、生育问题和认知问题。那么，如何才能确保该技术对所有相关人员都是安全的呢？这种技术会将我们推向"定制婴儿"的边缘吗？

与英国的状况相比，我们在探讨该技术的发展以及如何进行全美和全球监管方面已经落后很多。然而，该项技术早已蓄势待发。我们长久以来都没有意识到它的存在，甚至 FDA 也不得不加紧"追赶"该项技术。早在 2001年，FDA 就要求研究人员争取获得线粒体移植的许可。之所以这样做，是因为先前新泽西州的某生育诊所为了帮助女性怀孕就进行了多次少量的细胞质移植——当然包含细胞质中的一些线粒体。这发生在 20 世纪 90 年代中期，正是贝尔纳迪饱受丧子之痛并刚弄清楚个中缘由的时候。当时，在新泽西州利文斯顿的圣巴拿巴医疗中心，一名叫雅克·科恩（Jacques Cohen）的生育专家做了一项实验，实现了线粒体替换。当时他试图治愈为数不多的无法拥有自己亲生孩子的女性。这些女性的卵子还很有活力，足够孕育健康的孩子，但其体内细胞核周围的细胞质看起来并不太好。

细胞质是一种厚厚的、呈凝胶状的液体，填充在细胞核和细胞壁膜之间的区域，其构成中含大约 80% 的水，并且囊括了除细胞核之外的所有细胞物质，包括线粒体。在科恩医治的不孕患者中，她们的细胞质呈分散状，满是碎片。于是，科恩想：如果从一位健康女性的卵子中提取出细胞质，将其加进这些患病卵子中，使它们"复苏"，结果会怎样呢？

科恩第一次在老鼠身上尝试成功后，于 1997 年在人类身上测试了这项技术。通过给 33 名不孕女性注入另一名健康女性的卵子细胞质，他试图"复苏"这些不孕卵子。9 个月后，17 名婴儿出生了。科恩知道移植的细胞质中可能包含了被称为"细胞电池"的线粒体，正是它们支撑了胚胎的发育。但他当时可能不知道，他的团队实际上是改变了每一个卵子的线粒体DNA，开拓了一种修改人类基因遗传的方式，由此也创造了世界上第一批转基因人类。2001 年进行的测试证实，这里面至少有两名婴儿的线粒体拥有两个来源：细胞质供体和自己的亲生母亲。

这些孩子身上都发生了什么？未来他们还会发生什么？我们并不清楚这项技术对健康造成的全部影响。对小鼠的研究表明，这种混合线粒体可能会产生意想不到的后果，至少它们可能在中年期患上高血压和肥胖，以及认知障碍。在科恩医治的新妈妈中，她们的孩子有一个患上了自闭症，另有两个胎儿，其中一个是自然流产，另一个是人工流产，因为他们都患有严重的遗传缺陷——特纳综合征。这些缺陷是否直接源自该技术尚未可知。迫于FDA 的压力，该团队在 2001 年停止使用该方法，FDA 认为该技术在用于人类前还需要做更多研究。

那 17 名儿童如今已成长为青少年，但并没有人正式跟进他们的情况。科恩目前是生殖遗传学实验室的主任。该实验室位于利文斯顿，致力于胚胎植入前的基因诊断。如果这些孩子愿意出面接受进一步的测试，那么他很想看看这些孩子现在怎么样了。科恩及其团队希望他们的发现能进一步将这一医学领域向前推进，并激发大家的讨论，以造福所有人。

对于编辑基因甚至改变整个人类后代基因组这件事情，已长眠地下的达尔文可能也会感到不安，因为他认为应该由大自然选择优质基因留存并繁衍下去，而非人类的工程技术——这才应当作为最终的判断结论。我有时会想，对于尚未完全明了或者会带来一些意外后果的基因技术，达尔文究竟会如何看待它的价值。

艺术和科学仍将定义精准医疗

我们应该记住，精准医疗是一把双刃剑。虽然我们可以利用它找到更新、更好的办法来造福于人类，但这项技术并不像大多数人想象的那样"精准"。

让我从一个虚构人物的故事开始说起，这个故事能反映现实生活中可能发生的情况。

我们姑且叫这个人物拉里，他在 35 岁时被诊断出患有一种罕见而不可治愈的肿瘤。有人说这是生命的黄金阶段，他不应该在这个时候得病。尽管用尽了传统癌症医学所能提供的最好技术，拉里的病情仍然发展迅速。他安顿好了家人的未来，包括两个年幼的孩子，准备进入临终关怀阶段，去面对仅剩的数天或数周的生活。这时候，拉里同意了对其肿瘤进行测序，这个他之前从没有考虑过。测序结果揭示了一种突变基因似乎是驱动肿瘤增长的动力。更为可喜的是，结果表明他的癌症或许可以采用特定的靶向药物来治疗，但这种药物通常用于治疗另一种癌症。于是，拉里开始服用这些药物，然后肿瘤缩小了。数月后他还活着，不再需要临终关怀服务。

有人说这个故事诠释了个性化医疗或精准医疗等未来医学的应用前景。借助这些技术，我们可以依据个体独特的生理和健康状况定制治疗方法。其实，这种方法远没有我们想得那么新颖。从古代印度医师查拉卡（Charaka，阿育吠陀）到现代医学之父希波克拉底，历史上许多医生都曾在某种程度上尝试用现有技术进行个性化医疗。然而今天，精准医疗是从更精确的分子角度来看的。它主要专注于研究 DNA，以及单核苷酸多态性（Single Nucleotide Polymorphisms，以下简称 SNPs）和环境因素是如何影响个体的生物学特性和患病风险的。单核苷酸是 DNA 序列的变异体，被认为是个体对疾病和药物反应的遗传标记。例如，某一个特定的基因变异可能预示高胆固醇，其他的变异可能预示患腹腔疾病或阿尔茨海默病的风险更高。

重要的是，我们要意识到这些 DNA 差异不会引发疾病，只是患病风险的一个标志。自 2003 年人类基因组计划完成以后，科学家们发表了数以百计的文章。同行评议 [①] 表明，这些研究阐述了 SNPs 与具体疾病、特征和条件之间的关系。你可以想象，这些研究实际上开创了个性化基因组服务行业，在该研究所提供的平台上，只需要一个简单的唾液样本或一管血，就可以揭示你的个人基因图谱。这一平台也为肿瘤测序和从 DNA 层面了解它们的特性提供了支撑。

虽然前景不错，但精准医疗也存在局限性。2015 年 1 月，时任美国总统奥巴马提出了精准医疗的新倡议。他说精准医疗的目标是"每一次都在正确的时间给需要的人进行恰当的治疗"。为了给该计划提供资金支持，奥巴马曾向国会申请了 2.15 亿美元，其中超过一半的资金用于帮助美国国家卫生研究院发展这个参与研究人数最多的项目之一。至少 100 万名志愿者将在这个项目中分享基因组数据、生活信息和生物样本，这些数据将进一步与他们的电子病例关联到一起。另外，美国国家癌症研究所将获得 7 000 万美元的支持，用于识别刺激恶性肿瘤发展的基因。该计划由美国国家卫生研究院主任弗朗西斯·柯林斯（Francis Collins）博士在 10 多年前首次提出。

诚然，该项目令人瞩目，但它可能忽略了更大层面的一些问题和基本的预防措施，如饮食和锻炼。虽然这些措施没有服用药物那样对基因有明显的修补作用，但依然存在影响。这就是精准医疗面临的主要挑战，这意味着如果你知道自己的基因组，就可以进行相应的治疗。但这只是一个简化观点，即只看到了一方面的信息，而其中大部分信息对了解真正的危险因素和延长寿命是没有用的。同时，预防的价值也被忽略了。例如，如果要防止

---

① 某些领域的专家共同对涉及该领域的知识产品进行评价的活动。——译者注

当前 8 600 万名前驱糖尿病①患者在未来 10 年患上糖尿病，我们不需要进行 DNA 测序和分子治疗方法，而是通过传统饮食和锻炼治疗方式就可以办到。

担任美国斯克里普斯转化科学研究所主任的心脏病学家埃里克·托普（Eric Topol）②在《美国医学会杂志》上发表的一篇文章很好地阐述了这一问题："如果你真的想改变医疗方法，就必须获得所有患者的所有个人信息，包括他们所处的环境、肠道中的细菌和其他独有的特征。"托普是对的。精准医疗最美好的前景，至少在短期内还根植于癌症治疗和药物基因组学的发展，以及按个人基因档案定制化使用药物和确定剂量。

药物基因学的力量和作用在 2015 年的一项研究中得到了展示。该研究发现，如果患急性淋巴细胞白血病（癌症的一种，患者骨髓会制造过多的不成熟的白细胞）的儿童的 DNA 里同时拥有某个特殊的变异基因，那他们在接受长春新碱治疗时遭受严重神经损伤的风险更大。这一发现可以帮助患者在使用抗癌药物时选用更安全的剂量。虽然我们并不一定推荐患者在使用药物前进行基因测试，但截至 2016 年，已经有超过 150 种药物的标签中包含了药物基因组学信息。

针对突变 DNA 的靶向药物以及或多或少地参与控制我们内部"开关"的药物，听起来都十分诱人和振奋人心。但除了信息有限之外，还有一个很大的障碍需要清除，而这一点少有人谈到，那就是定价。据《美国医学会杂志》的文章刊载，奥巴马在白宫的演讲中，举了 27 岁的小威廉·埃尔德（William Elder Jr.）的例子。埃尔德一出生就遗传了囊性纤维化 DNA，这是一种罕见的因基因缺陷导致的紊乱症，它会严重损害肺部和

---

① 指患有高血糖症和低血糖症的患者存在葡萄糖代谢障碍，但并未达到 II 型糖尿病的诊断标准。——译者注

② 美国知名心脏病学家、基因组学教授，其著作《未来医疗》中文简体字版已由湛庐文化策划、浙江人民出版社出版。——编者注

消化系统，甚至危及生命。在奥巴马介绍他之前，埃尔德已经生活了 20 年。他在医学院学习，非常想活到可以看到自己孙子的年龄。2012 年，埃尔德开始研究一种专门治疗囊性纤维化基因缺陷的新药，其药效几乎是立竿见影的：他的呼吸功能在数小时内得到了改善。

但这种药物价格不菲。埃尔德因服用依伐卡托每年就需花费 30 万美元，而且这种药还不一定对每个病例都有效。这种药被批准用于治疗 10 种囊性纤维化基因突变中的任何一种。根据美国囊性纤维化基金会的数据，美国有 3 万名患者，而其中像埃尔德一样有这 10 种基因突变之一的患者只有大约不到 10%。该药的生产公司计划将该药物与另一种实验性药物推向市场，这种实验性药物可以治疗美国一半的囊性纤维化基因缺陷患者。该公司也正在研究应对另一种囊性纤维化基因突变的药物组合。

30 万美元的价格合理吗？我经常看见新抗癌药物带着高昂的标价上市，而最后可能只多维持患者几天或几周的生命。在未来，我们需要找出这些药物的真正价值，以及弄懂如何为它们买单。花费应该受收益驱动，即所谓的基于价值的定价。如果某药物能带来 5 ~ 10 年的存活期，它就应该比那些收效甚微的药物值钱。当前的模式是站不住脚的，制药公司不能为所欲为地定价，尤其是考虑到这些新药还需要与其他药物联合使用才能让效果最好，从而成倍地提高了用药成本。

具有讽刺意味的是，在过去的 10 年里，技术成本已经显著下降，但药物的成本却没有。如果我们想要享受新医疗带来的美好世界，就必须改变这一状况。新药无上限的掠夺性定价是不合理的，我在此只是呼吁一个有原则的有序定价体系。我们必须激励生物技术研发者和制药公司，让他们愿意追求进步和冒险。虽然专利带给他们暂时的市场垄断地位，但这并不意味着他们可以随意定价。一旦越来越多的医生和医院与制药行业针锋相对，促使其建立更加合理和透明的药物定价方法的变革很快就会到来。纪念斯隆－凯特琳癌症中心的研究人员发明了一个交互式计算器项目，把目前超过 50 种癌症药物的定价（在考虑其他关联因素后经计算得到的定价，如能够为患者争取多长的存活期、患者需忍受的不良反应等）与现行价格做比较。这是一个好主意：将价格与真实价值关联，对患者而言，这意味着更高的生活质量和更长的寿命。该项目表明，在许多情况下，计算器得出的价格会低于药物的市场价格。当然，这包括了开发药物所花费的成本。

虽然人们喜欢抱怨大型制药公司的神奇力量，但医生和医院也是可以取得一些成果的。2012 年，纪念斯隆－凯特琳癌症中心决定不再给结肠直肠癌患者使用阿柏西普，这是一种由世界第五大制药公司——赛诺菲公司生产的新品。最初，患者使用该药物每月需花费 11 000 美元，但医生认为其药效不值如此高的价格。因此，他们联合起来，在一份报纸社论里提出他们的决定。后来赛诺菲公司让步了，在美国范围内对像我这样的肿瘤学家削减了 50% 的价格。

即使降低了价格，医学界许多人还是提出质疑，认为关注疾病的遗传基础才是最具成本效益的方法，我也支持这样的看法。正是因为我创办了一个公司并进行基因筛选，才可以说基因并不是全部问题所在。在讲座中，我喜欢用这样的类比：你可以拆开一辆车并检查所有的零件，但这并不能告诉你开着这辆车从 a 地到 b 地需要多长时间。除了汽车各零部件，你还必须考虑这些零件如何在一个复杂系统中一起工作；考虑石油和汽油的质量、汽车行驶的环境；考虑所有其他决定汽车功能的变量，从天气、路况到驾驶员的能力、交通和路径。

奥巴马的精准医疗计划，并不是第一个通过创建数据库来收集和挖掘基因组中健康信息的计划。在此之前，美国国家卫生研究院已进行了三项实验，用以研究患者癌细胞中的基因异常。患者可以入组到相应的实验药物临床试验中，该药物可能击中引起他们癌症的特定的分子信号或开关。

第一项试验是分子分析治疗选择试验（Molecular Analysis for Therapy Choice，简称 NCI-MATCH），用于那些对传统药物已经无反应的成年癌症患者。第二项试验是针对孩子的。第三项试验针对鳞状细胞癌或肺癌的治疗主方案。该试验由私立和公共部门协同开展，对带有鳞状细胞肺癌的患者采用了相似的分子生物学方法，而目前除了手术之外还缺乏有效的治疗手段。

丹娜－法伯癌症研究所还在 2011 年 9 月推出了概要计划。在美国，这是第一座为所有肿瘤患者提供肿瘤基因分型的医院。这样做的目的是创建一个类似于弗雷明汉心脏研究的大规模研究，该研究在过去的半个世纪里为许多心血管疾病研究奠定了基础。这些大规模研究应该可以帮助我们回答类似于这样的问题：带有 X 基因变异的癌症患者存活期更长还是更短？用柯林斯的话来说，最终的计划是"建立基础知识库，以帮助精准医疗进入几乎所有健康和疾病领域"。

我们要记住一件事，无论精准医疗技术多么先进以及在医学领域的用处有多大，它都需要一点艺术和科学。就像你不能只依赖购买的设备来照顾自己一样，也不能只依赖基因组学来探索和治疗身体。研究 DNA 时必须考虑生活中其他方面的事。比如，之前我提到过的那名女性，几年前她被告知由于基因变异有非常高的概率患阿尔茨海默病，但几年后她又被告知由于拥有保护基因，患病的风险又回到了平均水平。或者试想下有这样一名女性，由于 BRCA1 基因的改变，她患乳腺癌的风险提高了。正当她考虑切除乳房时，来自某重要癌症中心的专家告诉她，该变异完全不会增加患乳腺癌的风险。这些都是我接触过的患者的真实故事，正好揭示了现代医学的复杂性和不断发展的本质。尽管 DNA 研究颇具成果和前景，但 DNA 只是你身体中的一小部分信息而已。

微生物的作用不可小视

早些时候我就注意到，线粒体这种细胞能量源曾经是独立生存的细菌，只是后来才最终成了我们身体的一部分，为生命提供能量。而事实证明，我们的生命和健康对微生物的依赖比想象中的更大。事实上，很多观点都可以说明微生物比 DNA 对我们生命的贡献还大：它们的数量约是我们细胞的 10 倍，包含了超过 800 万个基因。这个基因数量是我们 DNA 中基因总量的 300 多倍。幸运的是，我们的细胞大得多，所以微生物与我们自身的比重不到 10∶1。这些微生物随处可见，从身体里到身体外都存在。它们分布于我们的嘴巴、鼻子、耳朵、肠道、生殖器和皮肤。迄今为止，科学家已经识别了约 10 000 种微生物，包括许多以前从未被记录下来的，但这一数字可能会继续增大，达到 35 000 种。随着新技术的不断涌现，我们可以识别所有微生物，其中许多并不能用传统方式在实验室里培养，且需要借助高科技的 DNA 测序才能识别。

大多数微生物居住在我们的消化道中。虽然它们中有真菌和病毒，但这些微生物却在保障我们健康的过程中扮演了重要角色。我们的身体不仅会与这些微生物本体产生关联，也会与它们的遗传物质产生关联。单个人体中的微生物包含的细菌基因组就多达 200 万个，相较之下，人类 20 000 ～ 25 000 个蛋白编码基因几乎可以忽略不计。事实上，我们更多地应该算作微生物，而非人类。

甚至我们自己的 DNA 编码中都有包含病毒起源的部分。在我们的进化过程中，病毒基因混入了人类基因组，可能正是其中的一部分导致了我们的疾病。例如，最近的研究表明，一种叫肌肉萎缩性侧索硬化症（Amyotrophic Lateral Sclerosis，ALS）的致命性肌肉退行性疾病，可能与几千年前进入我们基因组的古代病毒基因的残余有关。尽管这项研究才刚刚开始，还需要做更多探索，包括致病基因表达中的环境因素，但其导向结论是我们不仅仅是由人类细胞组成的。在我们一生的生物学属性中，其中一种便是错综复杂的微生物组合体。

如前所述，我们把人类细胞内外生长的复杂微生物世界称作微生物群落。"微"是指"小的"或"微小的"，"生物群落"指占据了大片栖息地（此处指人体）的自然生长的生物群。人类基因组对每个个体而言几乎是相同的，比如控制身体特征、疾病风险因素以及血型的一些基因编码；但对肠道微生物来说，甚至同卵双胞胎的情况都可能大不相同。微生物的情况对人类健康很关键，实际上它也许能被视为一种身体器官。而我们的感觉，不管是情感上的还是身体上的，可能都会受体内微生物群落状态的影响。美国国家卫生研究院的人类微生物组项目始于 2008 年，其本身是人类基因组计划的扩展，旨在建立我们身体中微生物的目录。随着项目的进展，我们对这种微生物组织影响力的认识也得到了飞速提升。

我们所知的越来越多的微生物知识是通过对老鼠的研究得到的。我们对它们进行了某种处理，使其肠道中没有任何细菌。科学家们可借此研究微生物缺失带来的影响，或将"无菌"老鼠暴露给不同菌株，记录其行为变化。研究证明，实验室的"无菌"老鼠会严重焦虑或患慢性肠道炎和一般性炎症，而后者对几乎所有疾病来说都是一个危险因素。研究人工甜味剂对微生物的影响，可以揭示这些微生物对我们生理上的影响，以及当它们的健康平衡被破坏或发生损害时会发生什么。科学家们还找到了一种"糖尿病指纹"，这是一组与糖尿病有关联的特定肠道细菌。研究人员现在可以像操纵驯养动物一样操纵肠道细菌，获得更好的血糖控制和胰岛素敏感性（这对控制甚至逆转 II 型糖尿病非常重要）。美国有超过 2 900 万的糖尿病患者，这一发现对预防和治疗该疾病以及解决其并发症，包括严重的神经系统疾病，如神经损伤、失明和痴呆等，已带来了令人难以置信的希望。大约一半的美国人都受到糖尿病的影响：他们要么代谢紊乱，要么患有前驱糖尿病。

我再举一个例子，据 2015 年《自然》杂志报道，至少在老鼠身上进行的实验表明，食品乳化剂会对微生物产生有害影响。乳化剂分子作为混合剂能将食品含有的不相容成分（如油和水）混合到一起。它们在加工食品中无处不在，包括冰激凌、沙拉酱、奶油干酪等。在物品包装上，它们被称作卡拉胶、卵磷脂、聚山梨酯 80、聚甘油、瓜尔胶、刺槐豆胶、羧甲基纤维素、黄原胶等。卵磷脂是天然的乳化剂，存在于蛋黄和大豆中，可以让奶油蛋黄酱的质地均匀。

乳化剂也被添加到食品中用以延长保质期，改善质地，防止物质发生分离。在最近的几十年里，代谢综合征和炎症性肠病患病人数已经有了显著的增加。代谢综合征本身不是一种疾病，而是一组风险因素的集合，包括肥胖、Ⅱ型糖尿病、心脏病和中风等心血管问题。炎症性肠病是指大肠和小肠的炎症情况，如溃疡性结肠炎和克罗恩病等。所有这些疾病都与肠道微生物群的变化有关，所以会影响消化。

长期以来，研究人员一直被这些疾病发病率的上升困扰着，其原因不可能是人类基因的问题，因为近几十年来基因并没有改变多少。这个难题激起了佐治亚州州立大学的生物学教授安德鲁·格维尔茨（Ardrew Gewirtz）的兴趣，他开始寻找导致发病率上升的外部环境因素。他和他的同事们使用了两组老鼠进行实验。一组存在消化系统异常，用来做结肠炎对照组；另一组拥有健康的消化系统。当乳化剂通过水和食物施用给对照组老鼠时，它们得了慢性结肠炎。健康组的小鼠则出现了轻度肠道炎症和代谢紊乱，它们吃得更多，变得肥胖，并出现了高血糖和抗胰岛素的现象。

乳化剂似乎破坏了保护肠道的黏膜层，这导致了细菌的移动，当身体对某处不该出现的细菌产生反应时，就导致了炎症。炎性反应反过来会影响饱腹感，或者说人本能地感知到自己已经吃饱了。格维尔茨和他的同事们推测，这就是导致实验中的老鼠吃得过饱而变胖的原因。而对人体进行研究，探究这些乳化剂对肥胖症的影响到底有多大，也将开展一些测试，以确定天然乳化剂卵磷脂是否和化学合成的卵磷脂具有相同作用。

这样的研究只是一个开始。总的来说，最新科学告诉我们，人体内的肠道微生物会参与各种生理过程，包括免疫系统功能、炎症、内分泌功能、神经递质和维生素的产生、消化和营养吸收以及排毒。它们会帮助我们感受饿还是饱，以及如何利用碳水化合物和脂肪。所有这些都可能将诱因转变成糖尿病、癌症、抑郁或痴呆等。微生物会影响我们的心情、性欲、新陈代谢、免疫力，甚至我们对世界的看法，以及我们的思维过程。

一些最新的科学研究表明，长久以来一直都被认为是脑部疾病的抑郁症，实际上起因于肠道，同样类似的疾病还有慢性焦虑、失眠、过度忧虑以及强迫症。事实证明，我们的感情在很大程度上是由肠道内的细菌平衡度，以及它们通过迷走神经对大脑造成的影响来控制的。可以说，这给"直觉"（gut feelings，字面意思就是"肠觉"）这个词语赋予了新的意义，而拥有先见之明的希波克拉底早在几个世纪前就指出了，你吃的东西和你的感觉是存在关联的。

就连睡眠也会受这些细菌的影响。其实，如果你考虑到肠道细菌和睡眠对健康都有深刻影响，就不会对此感到奇怪了。以下是它们之间的联系：

> 有一种叫细胞因子的特殊生物分子是引发睡眠，尤其是深度、恢复性睡眠必不可少的要素。新的研究表明，肠道细菌会根据皮质醇水平刺激产生这些化学物质。你可能听说过皮质醇，它是我们身体主要的应激激素。这种激素的水平与我们的生理节奏有关，其在身体中的变化以 24 小时为一个周期，主要受环境的光线影响。这种变化决定了我们是清醒还是感到劳累。在正常情况下，皮质醇水平在晚上最低，从清晨开始上

升。因此，这些细胞因子的生理周期基本上都由肠道细菌决定。早晨，当皮质醇水平上升时，这些细胞因子受到抑制，构成了睡眠周期之间的过渡。肠道细菌遭到破坏，可能会对睡眠和昼夜节律产生重大不良影响。

我举一个更通俗的例子吧。现今，利用手术，如改变消化系统的胃旁路手术等来减肥已越来越受欢迎。这些方法通常会缩小胃以及重构部分小肠回路。我们曾经认为这些方法之所以能快速减肥，主要是因为它迫使人吃得少了，但 2014 年《自然》杂志发表的另一项具有里程碑意义的研究表明，是微生物促成了手术的成功。主要的减肥成果应该归功于肠道内微生物群的变化，而这种变化不仅是因为身体结构上的改变，也因为患者在术后摄入的食物对不同细菌的生长有利，膳食发生了改变。手术后，这些糖尿病患者的病情通常会出现好转，我敢肯定这当中部分原因也是肠道细菌组成的变化。

2012 年，《科学》杂志发表的一项研究发现，扰乱肠道微生物与导致大肠癌的细菌（大肠杆菌）之间存在一定联系：

> 生态学家们早就知道，当一些重大变化扰乱了某种环境，生态系统结构就可能发生剧烈的变化。此外，关联物种的多样性、丰富度和关系所发生的改变反过来会影响整体环境的健康——如导致一片富饶的森林或草原永久退化，原因是生态系统变得不稳定时，就会开始损害周围环境。因此，人体状态发生的显著变化可以大大改变体内微生物群落的结构稳定性，这种内部微生物组生态群落的变化会对人类健康造成意想不到的严重后果。

此外，我们又一次看到了细菌是地球的首批居民的有利证据。2013

年，科学家在澳大利亚的西北偏远地区发现了地球上最古老的生命迹象：在近 35 亿年前的古老岩层中封存的微生物生态系统。事实上，建立与细菌的共生关系原本就是我们人类进化的一部分。

探究微生物的科学研究仍处于起步阶段，但我预计它在未来 10 年将迎来爆发。我们很快就会知道人体内的微生物图谱是如何与某些疾病或最佳健康状态相关联的。我们将开始了解如何利用微生物来预防和治疗各种疾病，从生命早期的神经发育问题到神经退行性问题，以及生命后期的慢性病。你就可以知道自己的肠胃中存在的微生物群落对身体是有利的还是有害的，且能有针对性地调整饮食和日常习惯，以支持那些有利微生物生长繁殖的环境。你可能认为是基因决定了你拥有 X、Y 和 Z 基因，但在"医疗的幸运年代"里，你的命运将更多地取决于你如何生活，而不是你的先天条件。

这一切都表明 DNA 并不代表全部，微生物也占有一席之地。我们的身体状况是两者动态组合的结果。它们甚至会以意想不到的方式相互补充。例如，血细胞中 1/5 的基因表达会发生季节性变化。这是由剑桥大学的科学家在一项出色的研究中发现的。他们发现，在冬季，血液免疫反应的混合度会更高；在夏季，血液中含有更多的激素，帮助身体燃烧脂肪，形成组织，保持水分。通过这些季节性变化，我们可以洞察一些炎性疾病（如高血压）以及自身免疫性疾病（如 I 型糖尿病）。这种季节性变化也发生在人体微生物中，进而影响健康和患病风险。也许我们很快就会知道，精确到哪一年或者哪个月，哪些基因会起作用，以及哪些微生物会起支配作用。这些信息可以让我们实时获悉会面临的风险，以及应采取哪种措施来优化遗传和微生物机制。

谈论肿瘤和基因测序、消除我们的疾病、了解人类微生物群落是一回事，而将这些技术应用到日常生活中很显然又是另外一回事。鉴于这一点，让我来帮你衡量和解读你的数据吧。但在此之前，我想先给你提个问题，这有助于帮助你梳理自己的生活：你的个人健康目标是什么？

你阅读这本书显然是有原因的，所以在继续阅读之前，树立清晰的个人健康目标很有必要。而我希望这些目标是更高层次和更精确的，而不仅仅是"我想减肥"或"我想感觉和看起来更好"。把目标定得高一些，比如"我想在自己老了的时候，还可以陪我的孩子和孙子一起玩耍"，或者"我想用最好的药改善生活，以达到我当前和未来的健康目标"，或者"我想将自己从慢性焦虑和恐惧中解放出来，在工作中表现得更好，在家里更快乐"。

现在，让我们进入个体环节。

THE LUCKY YEARS

HOW TO THRIVE IN THE BRAVE NEW WORLD OF HEALTH

PART 2

利用技术的力量
来管理你的健康

THE LUCKY YEARS

HOW TO THRIVE
IN THE BRAVE NEW WORLD
OF HEALTH

05

如何有效测量并诠释自己的健康数据

两周数据统计法

WILLIAM

观察、记录、制表、沟通。利用你的
5 种感觉。不断练习，学会观察、倾听和
感受，这样你就可以成为专家。

威廉·奥斯勒

OSLER

你觉得自己能活多久？你想活多久？你今年多大？你没有受到疾病困扰，健康快乐地生活的时间究竟有多长？

图 5-1 中的数据是真实数据，它们不断困扰着我。我在想，如果我的那些患者在生命早期采取一些不同的措施，比如控制体重、更好地管理压力、尽早戒烟、形成定期锻炼身体的良好习惯、更好地适应身体的节奏并据此形成日常起居的模式、及时去医院检查身体并进行疾病筛查，或许他们后来就不会遭受诸如癌症或其他威胁生命的重大疾病所带来的痛苦。

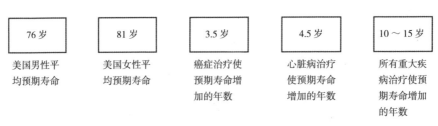

76 岁	81 岁	3.5 岁	4.5 岁	10 ～ 15 岁
美国男性平均预期寿命	美国女性平均预期寿命	癌症治疗使预期寿命增加的年数	心脏病治疗使预期寿命增加的年数	所有重大疾病治疗使预期寿命增加的年数

图 5-1　一些数据

这些数据说明，健康预防医学的研究可以给人们带来希望。

　　我们存档所需的必要数据，大部分是实测数据。科学家在开展研究时，会使用大样本量的男女入组，入组的男女年龄基本一致，在饮食、锻炼习惯等生活方式上也非常相似。在控制好这些变量后，科学家会观察入组男女在某种行为上的差异所带来的结果，并对结果进行分析。这些大型随机对照实验，最有利于我们识别那些导致人们患病风险增加的行为。但其中存在的问题是，我们很难在识别出某一群体的某个行为特征后，期望他们能够在随后的日子里不会改变该行为，直到我们想要看到的结果出现，然后对该结果进行研究。几乎没有科学家愿意进行那些会花费10年甚至更长时间却不会带来多大好处的实验。这也是为什么我们需要寻找短期终点。比如，我们知道动脉炎症会引起心脏病，而通过进行简单的血液测试，我们就能发现某个人患上了动脉炎症，那么只需要让这个人改变某种行为，然后观察他在短期内该行为的改变会对动脉炎症产生何种影响。

　　在20世纪80年代晚期和90年代初期，HIV开始肆虐，很多患者会长期感到恐慌，为此科学家们希望能够研发出某些药物来改变HIV所带来的长期结果。但传统的实验方法需要花费数年时间来验证相应的结果是否会出现，而科学家们并没有这么多时间，更别说在HIV传播迅速的时候。一群聪明的实验科学家想到了一个好方法，就是进行血液测试，然后计算患者血液中CD_4 T细胞的数量。HIV攻击的对象就是此种细胞，当HIV非常活跃时，此种细胞的数量会直线下降，最终导致艾滋病出现。后来，科学家们研发了更为准确的血液测试方法，即计算患者血液中HIV的复制数量，我们把它称作替代标志物。1992年，FDA制定新规，加速批准那些使用了替代标志物的新治疗方法。该项新规被人们称作"加速批准条款"。这是FDA首次明确表示可以根据药物中替代标志物所产生的影响（而不仅仅是临床结果）来对药物进行核准。该新规的主要内容阐述如下：

FDA 可以对满足下列要求的新药颁发上市许可：所开展的大量控制良好的临床试验表明，新药会对替代终点产生影响，以便可以根据流行病学、治疗学、病理生理学或其他证据，或根据临床终点效果而不是生存率或不可逆死亡率，来预测新药所产生的临床益处。

该新规为研发含替代标志物的新药开辟了道路，随后大量治疗 HIV 的药物被研发出来。在当时，这些新药在治疗 HIV 上所取得的进展的确让人们非常激动。我还记得当年自己在约翰·霍普金斯医院的内科当医生时，内科病房中住满了患传染病的人，其中很多人感染的是艾滋病。我和同事们每天必谈的话题就是与治疗 HIV 新药有关的各种新数据，每个人包括患者也都在讨论治疗 HIV 的新药以及它们在临床上取得的进展。一旦我想到最终研发出可以治疗其他疾病的有效替代标志物，而让整个世界发生变化时，就感到异常兴奋。届时，各种新药会被大量地研发出来，这将潜在地延缓或预防许多疾病。

虽然我们在延长人类寿命这件事情上已经取得了巨大的成功，但在预防和治疗那些伴随着人类机体衰老而出现的疾病（尤其是糖尿病、心脏病、中风和癌症等慢性病）上做得还不够。因此，虽然我们现在活得更长，但疾病给我们带来的病痛也在增加，这极大地降低了我们的生活质量。仅就美国而言，据预测，患慢性病的人口数量在未来 30 年将持续稳定地增长。我现在的愿望就是，在不远的将来，我们能够逆转这个趋势。

当今，在美国，引起死亡的前 10 大因素分别为：

● 心脏病；

● 癌症；

● 慢性下呼吸道疾病（肺气肿和慢性支气管炎）；

● 中风；

● 意外伤害（事故）；

● 阿尔茨海默病；

● 糖尿病；

● 流感及肺炎

● 肾病；

● 自杀。

在 20 世纪初，就世界范围而言，引起死亡的罪魁祸首大多是诸如肺结核、肺炎和痢疾这样的传染病。但到了 21 世纪初，在大多数发达国家，导致死亡的主要原因不再是传染病，而是并非全由细菌引发的慢性病。在美国，上述前 10 大因素所引起的死亡人数占到全部死亡人数的 75%，而前 3 大因素——心脏病、癌症和慢性下呼吸道疾病，所引起的死亡人数更是占全部死亡人数的 50%。

当前，最普遍的一种状况是共患慢性病的出现，也就是说，很多患者会同时患好几种慢性病。比如，患心脏病的人当中，只有 17% 的人单纯只患心脏病，绝大多数（约 75%）65 岁及以上的人会同时患好几种慢性病。而那些接受过健康护理、小于 65 岁的人当中，同时患好几种慢性病的比例只有 25%。患多种慢性病的人是健康护理服务的主要使用者，他们所花费的医疗费用占全部医疗费用的绝大部分。

坦白地说，我也不明白什么是真正的健康，尤其是对每个个体而言。对甲来说，健康可能意味着不出现任何残疾和疾病；而对乙来说，健康则可能意味着身体状况良好，能够充分享受生活，尽管身体可能有一些残疾或疾病。虽然我们可以通过各种方法来衡量身体是否健康，比如检测体重、胆固醇、血糖、血细胞数量、激素水平、炎症标志物、气色以及睡眠质量等，但这些方法并不能在宏观上告诉我们人体整体上是否健康，也无法告诉我们多久以后会死亡。

　　图 5-2 展示了不同收入的国家因非传染性疾病导致过早死亡（小于 60 岁）的人数变化，图 5-3 预测了美国 49 个州因非传染性疾病导致过早死亡的人数，图 5-4 展示了低 – 中收入国家因非传染性疾病导致死亡的人数。

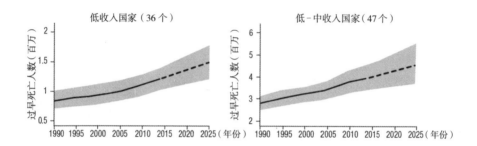

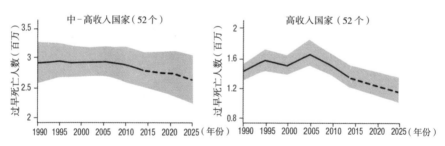

图 5-2　不同收入的国家因非传染性疾病导致过早死亡（小于 60 岁）的人数变化

从上图我们可以看出，对低收入国家和低 – 中收入国家而言，非传染性疾病导致的过早死亡人数在不断上升。与此相反，对中 – 高收入和高收入国家而言，非传染性疾病导致的过早死亡人数在不断下降。

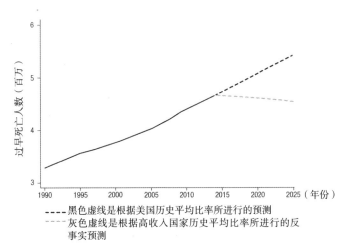

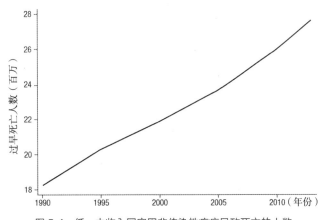

━ ━ ━ 黑色虚线是根据美国历史平均比率所进行的预测
- - - - 灰色虚线是根据高收入国家历史平均比率所进行的反
事实预测

图 5-3 美国 49 个州因非传染性疾病导致过早死亡的人数预测

就美国的 49 个州而言，许多死亡都由非传染性疾病引起（2013 年，这些州在医疗上投入的资金超过 500 万美元）。在这些州，非传染性疾病所引起的过早死亡（小于 60 岁）人数占全部过早死亡人数的 28%。这个数字是艾滋病引起过早死亡人数的 3.5 倍，是痢疾、肺结核和艾滋病三种共患病引起过早死亡人数的 1.6 倍。灰色虚线表示如果遵循高收入国家当前的趋势，美国 49 个州过早死亡人数会发生的变化。

图 5-4 低﹣中收入国家因非传染性疾病导致死亡的人数

在低﹣中收入国家，尤其是最贫穷的国家，非传染性疾病所导致的死亡人数正在不断增加，这种情况非常令人不安。

此类挑战也是我鼓励大家将身体看作一个复杂的网络系统，从而整体评估健康状况的原因，因为我们不能单单通过一种方式或一个焦点对健康状况进行评判。健康状况随时处于一种动态变化的过程。你需要去适应这样一种观点，即健康状况会随着年龄的变化而变化。我曾在以前注意过这一点，用科学的话语来说就是，人类是一种"紧急系统"——我们的身体在不断变化、发展和进化。我们的身体是一台值得信赖、能够自我调节的机器。为了保持身体健康，我们其实并不需要做太多事情。比如，在不知不觉的情况下，我们体内的细胞在一小时内更新的数量可以达到 10 亿。我们的目标一方面在于尽可能延长寿命，另一方面在于尽可能延缓慢性病出现的时间，这样我们就可以在生命的最后数年或数十年过得更好，生活质量更高。

我做演讲时常常给听众下面几条建议：（1）记录自己的身体特征；（2）测量身体的多项数据；（3）让自己的生活习惯变得自发、自动。通过这些建议我究竟想说明什么呢？在此，我将谈谈让我们活得更好而面临的一个大问题：诚实。

认清自己的健康状况

大约 67% 的美国人超重或肥胖，但在这些超重或肥胖的人当中，只有 36% 的人承认自己超重或肥胖，剩下 64% 的人根本不承认，因为他们根本没有意识到自己有这些问题。换句话说，他们不是在否认，而是从心理上无法正视并接受自己超重或肥胖这一事实。

这个发现的确很违背常识：我们常常假设每个人都能意识到自己是否肥胖，包括那些超重的人。某些人超重或肥胖而不自知这个事实，似乎很难让人理解，就如同我们多长了一只手或脚却没有注意到一样。但这种现象对于医疗专业人士来说并不是新鲜事，我经常遇到一些无法意识到自己超重的患者，他们只是轻描淡写地认为其体重只超重了"几千克"而已。

2010 年，一篇发表在美国《妇产科》杂志（*Obstetrics & Gynecology*）上的论文提到，接近 40% 的超重女性和超过 10% 的肥胖女性认为自己体重正常或不足，这直接颠覆了人们头脑中的传统认知。大众媒体常常让我们觉得大多数女性会认为自己偏胖，但该论文的研究结果表明，只有 16% 体重正常的女性认为自己超重。该论文的作者之一对此做出了很好的解释："当你身边的很多人都变得肥胖时，你会开始认为超重是一件很正常的事情，这种想法不是建立在事实的基础之上，而只是建立在你在所处环境当中如何认识自我的基础之上。"

对于偏胖这个事实，很多人平时根本就注意不到：接近 2/3 的父母低估了自己孩子的体重。根据 2014 年发表在《儿科学》杂志（*Pediatrics*）上的一篇论文，50% 的父母根本不认为自己的孩子超重或肥胖。此外，大约 30% 的年龄在 8～15 岁的儿童和青少年也没能正确地认识到自己的体重状况。那些按照医学标准被视为超重的儿童和青少年，76% 的人认为自己体重正常，只有约 23% 的人认为自己超重。同时，那些按照医学标准被视为肥胖的儿童和青少年，大约 42% 的人认为自己体重正常，约 57% 的人认为自己只是超重。来自贫困家庭的孩子更可能无法正确认识自己的体重状况。

我们不愿承认自己面临的体重问题将极大地影响我们的健康。比如，对女性而言，乳腺癌是最常见的一种癌症。绝经后的肥胖女性比绝经后体重正常的女性患乳腺癌的概率要高出近 60%。在某些情况下，忽视体重问题可能会让人感觉良好，但对健康而言，这将是非常致命的。

我们倾向于忽视或低估自身存在的与健康状况有关的风险因素，远远不止体重这一项。比如，究竟有多少人错误地计算了自身所消耗的糖分、平时的锻炼强度以及所处的压力水平？在对这些风险因素进行自我评估并进行有规律的检查方面，我们常常做得很糟糕。最近一项具有里程碑意义的研究表明，人们认为其消耗了多少糖分和实际所消耗的糖分之间有很大的差距。某个人越是歪曲事实，他超重的可能性就越大。换句话说，肥胖的人比体重正常的人更可能低估他们的糖分摄入量。

在上述研究中，来自英国和美国的一组科学家比较了 1 700 个人的糖分摄入量。他们使用了两种方法：一种方法是让参与者报告自己所消耗的糖分，另一种方法是通过检测参与者的尿液来确定其所消耗的糖分（第二种方法更准确、客观）。3 年后，研究人员测量了参与者的身体质量指数，发现那些摄入糖分最多的参与者（使用尿液检测来确定）比那些摄入糖分较少的参与者超重的可能性高 54%。同时，那些肥胖的参与者更倾向于低估自己所摄入的糖分。与那些声称自己消耗糖分最少的参与者相比，那些声称自己消耗糖分最多的参与者实际变胖的可能性要低 44%。

当然，这项研究存在许多限制，许多其他变量也可能导致相应结果的出现。我们不能仅凭这一项研究就认为糖分摄入过多导致了肥胖。但这项研究可以让我们认识一个事实，即心理状况会影响我们是否接受自己的某些行为。此类心理状况既可能给我们带来好处，也可能带来坏处。这让我想到一项为期两个星期的挑战计划。总之，是时候认清现实，并判断我们的健康状况究竟如何了。

一项为期两个星期的挑战计划

我希望你能花两个星期的时间来好好阅读本节的内容。两个星期过后，你会感觉自己的身体更加健康，获益良多。这项为期两个星期的挑战计划旨在让你更好地认清自己的身体状况，然后再通过本书后面章节中的内容来提高自己的健康水平。在开展这项计划时，你不需要从医生那里获取建议，当然，我会给你一些建议，以便你下次看病时能够获益更多。你需要做的是：

- 准备纸和笔（或计算机文件，目的是记录你在接下来的两个星期所做的事情）；
- 准备血压计（可以去药店或网上购买）。

在开始这项计划之前，我要告诉你我曾经用过的一种方法：如果我问你从 A 地开车到 B 地需要花多长时间，你可能会问走哪条路、开什么车以及谁开车等。你可以把汽车拆了，逐个检查汽车的各个零部件，但你仍然无法知道需要花费多少时间才能到达目的地。很多变量都会影响到达目的地的时间，对于复杂的人体而言，这种观点同样适用。在遇到路障或到达终点之前，没有人能够告诉你自己的驾车技术如何。但对于一些会对健康状况带来很大影响的因素，我们应该予以考虑。这就如同告诉你在良好的驾驶技术和天气状况的情况下，从 A 地开车到 B 地需要在高速公路上行驶 4 000 多千米一样。获得此类背景信息后，你可以更好地预测出到达时间。我希望你在考虑健康问题时也能获得类似这样的信息，这将使你在人生道路上走得更好，更有经验。下文所述的 10 个最重要因素将帮助你提高自身的健康水平。

因素 1：生理年龄

你所走过的这几十年，可以给你带来丰富的背景信息。比如，一个人在 30 岁时遇到的健康问题和在 60 岁时遇到的明显不一样。时间过得飞快，对大多数人来说，他们常常不会从自己的年龄出发去考虑健康问题，也不会在此基础上想想应该为身体健康做些什么。我们 60 岁的时候可能仍然感觉自己像 30 岁一样，但这并不意味着我们的骨骼和新陈代谢状况真的还和 30 岁时的一样。

显然，随着年龄的增长，与年龄有关的慢性病也会逐渐增多。40 岁左右是一个分水岭。40 岁以后，我们的身体会发生很大的变化，从盛年逐渐走向衰老，此时定期开展一些重要的疾病筛查就显得至关重要了。同时，40岁以后，我们需要更积极地采取预防措施来延缓衰老。二三十岁养成良好健康习惯的重要性再怎么夸大都不为过。当你老了以后，慢性病不会立刻出现。随着时间的推移，体内器官功能逐渐衰减，潜在基因发生变异，最终慢性病才会出现。但当我们年轻或身体非常健康的时候，我们很难去思考年龄增长给健康带来的潜在问题。不过，就如同为将来的财务需求进行规划很重要一样，为身体健康进行规划也很重要。

无论你现在年龄多大，我都建议你在接下来的两个星期内每天测量自己的血压两次，然后看看你是否能够从测量结果中发现一些规律。午饭过后的血压是不是开始上升？锻炼过后的血压是不是开始下降？在接下来的两个星期内，你可以在不同的时间对血压的升降进行验证，并注意在此期间发生了什么（如刚刚醒来或刚刚和别人吵了一架等）。这个实验可以帮助你了解自己的血压范围，过几个月甚至几年后，你就能判断自己的血压范围是否发生了变化（变好还是变坏）。

因素 2：遗传和家族史

你知道是什么疾病夺走了你曾祖父母和外曾祖父母的生命吗？或者你的某位亲属在 40 岁时患上了哪种癌症？家族史是评估自身健康状况最有用的工具之一，但是极少有人使用。同时，它也是对癌症遗传风险进行预测的最佳工具。拥有完整家族健康树的家庭非常罕见，只有不到 1/3 的家庭拥有一棵家族健康树，而且通常情况下，医生也不会提醒你画出自己的家族健康树。

美国公共卫生部的负责人建立了一个免费英文网站，该网站可以帮助你创建自己的家族健康史，了解家族中存在的哪些因素会增加自己的患病风险，以及在线和自己的亲戚及医生分享家族健康史。在创建自己的家族健康史时，请务必尽可能将父母双方所在家庭的各种信息包含在内，并记录导致家族成员最终死亡的环境或生活方式等因素。谁喜欢吸烟？谁体重超重？谁因精神疾病而住院或接受治疗？这些问题可以给我们许多启发，让我们可以更好地保护自己的身体。一旦你已竭尽所能完成了此类粗略的调查任务，便可以考虑开展下一步的工作了，即进行基因筛查。但需要记住的是，DNA检测并不像你想的那样能让你更好地了解自己将来的患病风险，而且DNA检测也不适用于每个人。

因素3：日常模式和习惯

有一本很流行的儿童书籍《吃饭、睡觉和排便》（*Eat*，*Sleep*，*Poop*）道出了许多我们不知道的与生命和健康有关的知识。婴儿在出生后，与生俱来的遗传编码告诉他们需要获取什么才能生存。他们满足自身所需的模式非常明显，简单来讲就是要吃饭、睡觉、排便和撒尿。我们成年人往往不去倾听别人怎么说，而是遵循自己身体发出的各种暗示，满足身体的基本需求。我们可以让娱乐和责任主导自己的生活，并赋予思维超越物质的力量。

对于自己的身体，我们需要知道一件颇为重要的事情：它喜欢节律、模式和可预测性。这就是为什么我们每天会在同一个时间段感觉疲劳、在同一个时间段醒来、在同一个时间段冲咖啡、在同一个时间段感觉饥饿。保持此种节律可以减少身体承受的压力，使身体能够处于最佳平衡状态（医学上称之为动态平衡）。帮助我们理解动态平衡的一种方法是考虑身体的平均体温（约37℃）。体温上升意味着身体某个地方出了问题或者体内失去了平衡（比如感染），此时身体会做出反应，采取措施让体温下降，将其维持在正常范围内。身体每天都在做类似的事情，具体取决于你所遭遇的状况以及你如何对待它（支持或挑战它的自然平衡）。

要想了解时机对身体的重要影响，我们可以看看2015年发表在《科学》杂志上的一项研究，圣地亚哥州立大学和索尔克生物研究所的研究人员发现，通过限制果蝇进食的时机，他们可以预防与饮食和衰老相关的心脏问题。他们还发现，控制昼夜节律（身体中与 24 小时太阳活动相对应的生物钟）的基因也与这一过程有关。

果蝇和老鼠一样，长期以来一直被用作生物模型来研究人类疾病的遗传基础，包括心血管疾病。果蝇的平均寿命约 30 天，用它们做关于衰老和疾病的实验更容易开展。我们的基因中控制身体复杂且匀称发育的那些部分与果蝇相同。哥伦比亚大学的托马斯·亨特·摩根（Thomas Hunt Morgan）和他的学生在 20 世纪初期识别了第一个果蝇基因变种。从那以后，科学家们逐渐积累了广泛的、用于研究的遗传突变体库。果蝇基因是很容易操作的，不管是对其进行干扰还是引入外部基因。正因为如此，对于研究动物发育、行为、学习、记忆等来说，果蝇是丰富而优良的生物模型。

从先前的研究中我们已经知道，深夜进食的人比那些较早就停止进食的人更容易患心脏病。但有一项研究进一步说明了时机的主导性。我们来看一些聪明的研究人员所做的工作。在他们的实验中，一组年轻的果蝇可以自由进食玉米粉（苍蝇可以整天吃个不停）；另一组果蝇每天只有 12 小时的窗口时间 ① 可以获得食物。

在接下来的几个星期中，科学家们记录了果蝇的食物消耗情况，也检查了其一系列健康指数，如睡眠、体重和心脏生理。第三个星期的结果显示，进食时间有限制的苍蝇睡得更好，并且没有增重太多，远比"随时吃"那一组果蝇的心脏更健康。但这两组果蝇消耗的食物量却是近似的。5 个星期后，研究人员获得了同样的结果。事实上，限制进食时间的那组果蝇与自由进食的那组果蝇的心脏状况差距如此之大，以至于研究人员一度把 3 周大的年轻果蝇误认成了 5 周大的老年果蝇。他们多次重复了该实验以说服

---

① 在窗口时间内，可以对事件或事物进行处理或反应。——译者注

自己，限制进食确实与身体状况所发生的改善有关。此外，另一组实验表明，年轻的果蝇不是限制饮食的唯一受益群体。在被迫每天只能进食 12 小时之后，老年果蝇的心脏也变得更健康了。因此，即使你在生命周期很晚的时候才开始限制饮食，仍会获得一些益处，并且这些益处可以持续。在这些实验中，甚至当一些果蝇重新回到随时吃的状态时，它们的心脏仍受到了某种程度的保护。

这其中隐藏的机制是什么？除了进食量和食物质量，进食时间不同怎么会产生如此大的生物学影响呢？为了回答这个问题，科学家们开始追寻遗传学根源。在实验中的各个节点，他们对果蝇 RNA 的基因进行测序，找出由于限时进食被开启或关闭的基因。就目前来看，RNA 是所有已知的生命形式所必需的三种主要生物大分子之一（另外两种分别是 DNA 和蛋白质）。单个细胞的遗传信息的流动方向是从 DNA 通过 RNA 再到蛋白质：DNA 产生 RNA，再产生蛋白质，所以研究 RNA 可以揭示出哪些基因被开启或关闭了。在这项研究中，研究人员找出了三种基因调控机制，它们似乎与这些基因表达的变化有关：TCP-1 环复合物伴侣蛋白在蛋白质折叠中发挥作用；线粒体电子传递链复合物（mitochondrial Electron Transport chain Complexes，mETC）与细胞的能量循环有关；一组基因控制人体昼夜节律。

之后科学家们对那些 DNA 中带有突变，会对 TCP-1 以及昼夜节律基因产生负面影响的果蝇再次进行了实验。在这些果蝇中，被限时进食的果蝇在健康上并没有受益，这进一步表明这些基因调控机制扮演了重要的角色。修改过 mETC 基因的果蝇加入被限制进食 12 小时的实验后，它们抵抗心脏衰老的能力增强了。

虽然科学已经充分解释了这三种机制的互相作用及其对心血管疾病风险的影响，但有一件事还是很明确的：日常饮食习惯会对我们的身体产生深远影响，包括我们的大脑，因为大脑是整个生理节律时钟运行的基础。这些研究结果实际上是对早期研究结果的补充，早期研究显示，限时进食对减少啮齿类动物的肥胖、代谢疾病和Ⅱ型糖尿病都有帮助。

我要传达的信息很明确：时机的确很重要。在寻求更好的身体平衡状态的过程中，你可以在三个主要方面做出较大努力，分别是饮食周期、睡眠－觉醒周期和身体活动周期。如果你在服用药物，将其安排在每天同一时间则很重要。在接下来的两个星期中，你需要做的是，保持日常的生活规律。我并不是说每一天必须完全相同，而是看你是否可以建立一个一致的模式，每天大体相同。下面的示例展示了两天不同的作息日程，且每天结束时都做了笔记：

第一天

● 起床/睡觉：早上6∶30/晚上10∶30；

● 锻炼：早上7∶00；

● 进食：早上8∶00，上午11∶00（点心），下午1∶00，下午4∶00（点心），晚上7∶00（正餐）；

● 笔记：上午11∶00的点心与平日不同（办公室生日派对）。

第二天

● 起床/睡觉：早上6∶30/晚上11∶00；

● 锻炼：无；

● 进食：早上7∶30，中午12∶00，下午3∶00（点心），晚上7∶00；

● 笔记：下午感觉不舒服；由于头痛服用了药物。

你可以跟踪并记录更多的基本信息，这将成为一个良好的开始。你的目标是记录日常生活中最突出的活动，这些活动一般以24～48小时为周期重复，大多数情况下，至少要包含以上例子中的三个项目。以日记的形式记下所有细节或偏差。

因素 4：体重和膳食偏好

你是以素食为主，还是声称自己是真正的"食肉动物"？你当前的体重十分理想，还是可以减轻几千克？你有多少次尝试采用普通的饮食方案彻底减肥成功？你知道自己曾经的体重是多少吗？你的 BMI 在健康范围内吗？

身上有多余的赘肉就会破坏身体的最佳功能，这并不奇怪，尤其是在心肺不适的情况下。体重超重会增加患大多数疾病和慢性病（从心脏病和糖尿病等明显的疾病到痴呆和癌症）的风险。

如果你并不知道自己的实测体重是多少，可以去称量，然后计算一下 BMI。虽然有一个"浮动的范围"，但大多数人的理想 BMI 值介于 18.5 ～ 24.9。如果你身体健康且骨架较大，也就能支撑额外多的肌肉质量，你的 BMI 值偏大。依照一些标准，如果你身体状况良好而且没有代谢症状（如糖尿病的迹象），BMI 值为 26 或 27 也并不太可怕。

没有所谓的"最佳饮食"，如果有的话，"最佳饮食"就是对你的生理功能有效的饮食。即使研究表明，地中海饮食可以减少各种疾病的风险并降低死亡率，但它绝非唯一最佳的饮食习惯。而且我们还要记住，根本就没有所谓的地中海饮食。

这种"最佳饮食"方案只是具有一些普遍的特征：摄入充足的水果、蔬菜、全谷类、豆类、坚果和种子；摄入来源健康的脂肪，如橄榄油；摄入适量的牛奶、鱼肉、家禽和鸡蛋；吃一小块红肉；晚饭搭配一杯红酒。你会如何看待这样的饮食呢？

我们都认同，传统的饮食文化胜过加工食品文化。包括古老或原始的饮食在内，几乎每一种饮食都有缺陷。在旧石器时代，我们的祖先并不只是一味地啃肉，关于早期的旧石器时代人的牙菌斑的新证据可追溯到 40 万年前，这表明那时的人喜欢均衡饮食，包括植物、坚果和种子等。传统的饮食习惯与世界各地截然不同的饮食习惯在不同文化中并存了很多年，但它们确实有很多共同点，比如有节制的饮食量、公共饮食及两餐之间的饥饿期（不吃草，也不吃零食）。直到最近才有人开始妖魔化某些食物成分或所有类别的食物，我一直听说的前 5 种包括糖、麸质（一般是小麦）、乳制品、酒精和红肉。让我们来详细分析一下关于红肉的争议，几个世纪以来，它一直是许多饮食文化的主题。

几年前，哈佛大学健康学院的研究人员发表了一篇关于红肉和死亡的研究，这让媒体议论纷纷，你很可能会读到这样令人震惊的头条："红肉死亡研究"和"红肉会杀死你吗"。该研究结果公布在《美国医学会杂志·内科学》（*Archives of Internal Medicine*，如今叫 *JAMA Internal Medicine*）上，文章中提到，每天摄入未加工红肉（牛排、汉堡、猪肉等）超出合理分量一份，过早死亡风险会提高 13%；若摄入热狗、培根和香肠等加工红肉，死亡风险会增加 20%。

这项研究项目的规模并不小，涉及来自医疗专业人士随访研究中的37 000 多名男性，以及来自护士健康研究中的 83 600 名女性。研究人员对这些参与者平均随访了 24 年，发现其中有 23 926 人死亡。每过 4 年，这些参与者都会提交他们的饮食信息。吃红肉最多的人的死亡率比那些吃红肉最少的人高。迄今为止，这是有关红肉与寿命联系的一项规模最大、时间最长的研究。虽然这些研究发现很有价值，但这些数字确实需要在合理的环境中得以验证。

在哈佛大学公布研究结果的同一年（2012 年），日本的一项调查结果显示，16 年中，在调查超过 51 000 名男性和女性后，研究人员未能找到肉类摄入与过早死亡之间的联系。在 2010 年，来自哈佛大学公共卫生学院的研究人员通过另一项研究，也发现未加工的红肉与心脏病和糖尿病没有任何联系，但他们确实发现这些疾病与加工的红肉有很大的关系。

现在我们回看一些数字。如果摄入过多红肉导致死亡风险增加了13%或20%，这可能会促使你放弃多汁牛排，而学着爱吃豆腐，或只吃鸡肉和鱼。但不要忘了我们谈论的是相对风险。当科学家进行这些比较时，他们观察了吃肉最少和最多的人的死亡率。因此，我们应该考虑绝对风险，并给出一幅不同的令人欣慰的关联统计图。

根据哈佛大学的那份研究报告，吃红肉导致患病风险增加可能是由多个因素造成的，比如可能是由于红肉里含有的饱和脂肪、胆固醇和铁所造成的；也可能是由于在高温下烹饪红肉，导致致癌化合物的产生；还可能是由于红肉中的钠元素是一个潜在驱动因素，尤其是加工食品中。此外，我们不能忽视这样一个事实，即大部分红肉食用者经常会有其他危及生命的风险因素。虽然这是一种刻板印象，但有数据显示，吃太多红肉的人往往也有不爱运动、过量饮酒、吸烟的倾向。简单地说，很多变量是混合存在的，事实并不总是与表象一致。

研究人员得出一个重要的结论：如果所有参与者每天摄入的红肉少于0.5份，据他们估计，在研究结束时，男性死亡率不会达到9.3%，女性死亡率也不会达到7.6%。每周摄入3.5份红肉是适量的，所以适量是关键。虽然吃红肉不一定有害，但是同时吃太多肉类和加工肉类是有害的。

虽然这个适量原则对任何博学的读者来说是显而易见的，但它往往与我们吃了什么和吃了多少没有联系。也许你以为自己吃得很营养、健康，实际上，你在三天里就摄入了超过一周的糖、脂肪和盐的推荐摄入量。在接下来的两个星期里，我们的目的是记录你的饮食习惯，同时还要尝试尽可能精确地记录脂肪与蛋白质的摄入量、质量和类型。我们会区分麦当劳和自制的夹牛肉的汉堡包，或者配有橄榄油的绿色沙拉与配有市售沙拉酱的科布沙拉。我们还会记录饮料的摄入量，包括水、果汁、牛奶及各种酒类。哪些食

物让你在几小时后和第二天神清气爽？哪些食物会让你迟钝、疼痛或者喜怒
无常？

请记住，你吃的食物决定了你的身体感受。通过写食物日记，你可以很
快弄清楚饮食是如何影响你的，弄清楚你的饮食中可能缺乏的以及摄入过多
的营养成分，以及需要进行哪些调整。不用在意热量或营养成分量。我相信
你会很容易利用常识看出哪些饮食习惯可以改善，这种做法也可能有助于确
定哪些是让你感觉特别好或不好的食物。对此，你应该做一些适当的笔记。

因素 5：药物治疗和疾病控制

按处方或药品用量说明，你每天会服用多少药？你确切地知道每种药物
是什么以及为什么要服用它吗？你是否只通过服用这些药物来治疗和控制慢
性病？除了药物，还有其他方法来控制你的病情吗？例如，如果你是一名糖
尿病患者，你密切注意自己的饮食并经常锻炼身体吗？或者，如果你是一位
在周末辛苦训练的马拉松运动员，你会服用 10 多种非处方止痛药来缓解肌
肉疼痛吗？服用维生素和营养补充剂怎么样？你知道自己为什么需要它们
吗？它们会以你没有意识到的方式伤害你吗？

我最喜欢引用的一句威廉·奥斯勒的话是："服用药物的人必须康复两
次，一次是从疾病中，一次是从药物治疗中。"不要误会，处方药物和非处
方药物在医药学和健康方面的确发挥着它们的作用，但也确实有太多的人
错误地依赖它们。2013 年，梅奥诊所的研究人员进行的一项研究，揭示了
我们对药物依赖的严峻性：10 名美国人中有 7 名至少服用一种处方药，超
过 50% 的美国人服用两种处方药，20% 的美国人至少服用 5 种处方药。虽
然我们愿意相信这些处方药用于治疗最常见的慢性病，如心脏病和糖尿病
等，但结果证明抗生素是最常用的处方药物，17% 的美国人在服用；其次
是抗抑郁药和阿片类药物，13% 的美国人在服用。显然，这说明心理健康是

我们应该关注的一大问题。抗抑郁药的处方在女性中的应用比在男性中的应用更常见，尤其是 50 ~ 64 岁的女性，其中近 25% 的女性在服用这类药物。

因此，接下来你要做的是清点你的药物及处方条，还包括非处方药物，如服用的维生素和补充剂，以及搞清楚自己为什么要服用它们。你可能会发现自己无法完全回答这个问题。你也可能会因为受到激励而减少服用某些药物或补充剂，或者找到对你和你的身体更好的替代方法来控制病情。

下面是一个简单的例子：我的一个朋友意识到，她每周要服用多达 30 片布洛芬来治疗脚部疾病，这一疾病在白天，尤其是在锻炼时严重困扰着她。当她开始出现与布洛芬有关的胃肠道疾病和肾功能略有下降时，她被迫停了下来，并开始思考为什么自己的脚在早上起床后就开始疼痛。她去看了几次专门从事足部矫形的外科医生后才知道，自己的一只脚关节在几年前就患上了退行性疾病，而这种疾病是由足部创伤引发的。于是，她接受了足部关节外科手术，术后康复良好，她就无须再服用布洛芬了。因此，是她自己改变了自己的身体状况。我还可以举出很多这样的案例，但是实现身体康复才是唯一的共同目标。

因此，不要低估那些非处方药，它们中的许多曾经是处方药。FDA 强调大众非处方止痛药必须贴有警示标签，这让我深感欣慰。服用这些常用的药物并不是无风险的，经常服用会增加患心脏相关疾病的风险，且这类疾病可在数周内形成。

因素 6：原因不明的症状

在这项为期两个星期的挑战计划里，请确保把一切不符常规的、原因不明的症状都记录下来。它们可以是各种各样的症状：恶心、胃部不适、盗汗、背部酸痛关节疼痛、强烈的口渴感或从来不打盹儿的你某天下午打了个盹儿。对于这些症状，你很可能不用担心，但它们仍然可以告诉你一些关于身体状况的预兆。

因素 7：睡眠需求

你晚上一般能睡几个小时？睡够了吗？你曾经失眠吗？你是否要依赖安眠药才能睡着？

虽然我们过去常常认为一个成年人晚上通常需要睡 7～9 小时，但最近的研究表明，对于大多数人而言，7 小时左右是最佳的睡眠时长，死亡率和发病率也最低。最近的其他研究表明，睡眠时间仅仅损失 20 分钟也会影响第二天的表现和记忆。我们都知道，有人称一晚上睡 4～5 小时也算睡眠好，但研究表明，连续多个夜晚睡眠时间少的人，不能像每晚睡眠时间接近 7 小时的人一样完成复杂的心理任务。研究人员还说，睡眠时间超过 7 小时的人死亡率更高。如果睡得太多，你就可能更容易患糖尿病、肥胖、心血管疾病等。

身体中的每个系统都会受到睡眠质量和睡眠时间的影响。事实上，睡眠在很大程度上会控制身体的生理节奏，使你无法用任何物质或技术人为地重新启动自身的生理节奏。你需要定期的、可靠的睡眠模式和能恢复活力的睡眠，这样你的细胞和组织才能得以焕新，以支持"勤劳"的免疫系统，调节激素水平。

睡眠可以决定你能吃多少，能摄入多少脂肪，能否摆脱感染，有多少创造力和洞察力，如何应付压力，如何快速地处理信息，以及如何存储记忆。不良的睡眠习惯所导致的不良反应同样很多：高血压、思维混乱、记忆丧失、慢性感冒、学习障碍、肥胖、心血管疾病和抑郁症等。控制身体健康的很多自然节奏是由睡眠习惯决定的。当人们抱怨自己感到疲惫和沮丧时，我经常问他们的睡眠时间。调节身体并在短时间内感受到积极的变化，便是最简单的方法。

问题是，你知道自己睡得好或不好吗？你可以在几天内弄清楚自己的最佳睡眠时间。不要使用闹钟，当你累了就去睡觉，并且睡前尽量避免使用电子设备。如果你喜欢用电子设备看视频以在睡前放松身体，可以戴一副眼镜来遮挡刺激大脑的光线。我在睡觉前观看深夜喜剧时就会这么做。通过写日记或用设备记录实际睡眠时间来跟踪和关注你的睡眠情况，很多应用程序有助于你跟踪自己的睡眠和昼夜节律。如果你在白天感到清醒，就可能已经找到了最佳睡眠时间。通过这两个星期，除了找到最佳睡眠时间，你还要记录下你的睡眠体验。你可以思考：这样好吗？你希望这样吗？如果你依赖安眠药物，无论是非处方药还是处方药，你能把摆脱药物依赖当成一个目标吗？（需要注意的是，停用一些安眠药可能需要医生的帮助。）

因素 8：运动

运动对身体有益。例如，每天步行 20 分钟可以将过早死亡的风险降低 30%。有研究称，每天散步 25 分钟可以增寿 7 年。实际上，老年人走多快就是确定未来健康的最有用的标志之一。最近的研究显示，久坐导致的死亡率可能是肥胖导致的死亡率的两倍。因此，现在是你开始亲身体验自己的运动习惯的时候了。

你每天走多少步？你连续坐几个小时？你的心率上升幅度高于休息基线百分之几？你会按时到健身房锻炼吗？你在接下来的两个星期内记录运动习惯时需要回答这些问题。如果你在做一份劳动密集型的工作，如建筑工作，或者你是一个总在跑动的人，你会获得额外的积分。你可以使用智能手机上的应用程序或穿戴式健身跟踪器（加速度计）来跟踪自己的活动，但这是非强制性的。你也可以只调整体力活动强度，并记录下来。此外，你没有必要计算燃烧的热量，只需记下进行身体活动的时间和强度即可，并尽可能如实地记录这些信息。正如低估摄入的食物量一样，我们也倾向于在夸大体力活动的同时低估久坐的时间，而且男性可能比女性的夸大程度更严重。

因素 9：心情和动机

医生可以询问患者的最有效的问题之一是"你感觉怎么样"，然而这个问题却让人难以回答。我想知道，如果人们能更适应自己不断变化的情绪、行为引发因素和日常生活的其他方面，那么还会有很多人服用精神类药物来调节自己的心情吗？

跟踪关注自己的心情，不仅可以帮助你更好地了解症状出现的原因，也可以告诉你正在使用的药物或治疗方法是否有效果。情绪监测还可以帮助你找到有用的关联，比如可以预见到的情绪（与某些人交谈时，或在血压呈攀升趋势当周的前半周内）。

另外，你还可以利用自己的直觉，了解自己的感受，并做好笔记。全天或在你测试血压的同一时间，跟踪关注自己的心情。

因素 10：能量水平

今天你的能量水平处于 1～5（5 是最高的）中的哪一级？你是否充满活力，准备应对任何挑战（5）？你几乎没有睡觉（1）吗？还是处于其中某个级别？

各种汇合因素决定了你的能量水平：你前一天晚上睡得好不好，你一直在吃什么，你的压力有多大，你的运动强度有多大，以及你的健康状况如何。跟踪能量水平比记录睡眠时间要复杂，但要看看你在接下来的两

个星期内是否可以找到能量水平的模式。也许你会发现，你的身体在早上
10：00 能量达到高峰，然后全天慢慢衰减。或者你会问，为什么你的能量
水平在下午 4：30 就会下降，然后在 5：00 上升并再次达到峰值。所有这些
详细数据填补了关于你身体状况的一些空白，并帮助你弄清自己的行为，以
及提示你是否要进行改变。

将所有信息汇总在一起

虽然这项为期两个星期的挑战计划并不是一项科学实验，但它仍然可以
揭示关于你的许多事情，或者是你以前不曾知道的事实，或者是你完全忽略
的事情。所有这些数据将帮助你建立一个新的健康基准，你可以将其与未来
的"检查点"进行比较，可以调查并评估自己在整体健康方程中的位置。你
已倾听了身体的"秘密"，当你把每个片段汇总在一起时，它就可能会显露
出一定的趋势。例如，当你走得多时会睡得更好吗？你一天吃好几顿饭感觉
好吗？

这项挑战有助于将一些实验室工作纳入你的数据，以形成一份更全面的
分析档案。以下简单地列了一些要求你做的检查。

- ● **空腹血脂谱：** 该测试应在禁食 12 小时后进行，可为你提供胆固
  醇水平，包括总胆固醇、高密度脂蛋白胆固醇（High Density
  Lipoprotein，HDL）和低密度脂蛋白胆固醇（Low Density Lipo-
  protein，LDL），以及甘油三酯水平。理想的总胆固醇水平介于
  120 ～ 200 毫克 / 分升，可以通过 HDL 与 LDL（更多 HDL 和
  较少的 LDL）的健康比例来抵消。理想的 HDL 水平大于 60 毫
  克 / 分升，理想的 LDL 水平应低于 100 毫克 / 分升。临界值介
  于 100 ～ 129 毫克 / 分升。130 ～ 159 毫克 / 分升为轻度升

高，160 ～ 189 毫克 / 分升为中度升高，190 毫克 / 分升以上为严重升高。理想的甘油三酯水平低于 150 毫克 / 分升，临界值介于 150 ～ 199 毫克 / 分升，候选值为 200 ～ 499 毫克 / 分升，超过 500 毫克 / 分升则为严重升高，会使人暴露于潜在致命疾病的高风险中，如胰腺炎以及心脏病。

● **高灵敏度 C 反应蛋白（C-reactive Protein，CRP）：** 这是身体炎症的常规标志物，可以提示许多潜在的问题和患病风险。CRP浓度较高会增加许多疾病和代谢疾病的风险，包括糖尿病、心脏病和肥胖。该数值应介于 0 ～ 2.0 毫克 / 升（理想情况下小于1.0 毫克 / 升）。

● **综合代谢检查（Comprehensive Metabolic Panel，CMP）：** 这项检查可以评估你的肝脏、肾脏、电解质和酸碱平衡以及血糖和血红蛋白水平。

● **血红蛋白 A1C：** 也被称为糖化血红蛋白，是红细胞中携带氧气的蛋白质。它还反映了相应的血糖控制水平，通过测量血红蛋白 A1C 来确定血糖水平，并判断你是否面临糖尿病的风险或已患糖尿病。这项检查不是血糖水平的实时测量。它反映了你过去 90 天内血糖水平的"平均值"。这就是血糖控制在各种疾病（从糖尿病、心脏病到痴呆）过程潜在作用的研究中，血红蛋白 A1C 经常被使用的原因。理想的血红蛋白 A1C 水平介于4.2% ～ 5.6%。5.7% ～ 6.4% 表示患 II 型糖尿病的风险增加；大于或等于 6.5% 表示患有 II 型糖尿病。血红蛋白 A1C 的数量并不固定，你可以摄入更好的营养和进行更多的体育锻炼使其降低。

你必须像对待自己的投资一样对待自己的健康。随着时间的推移，偶尔收集数据，然后去和医生讨论。别忘了，你是在观察一段时间内的趋势。你可以轻松地将数据收集期延长至一个月或两个月，甚至三个月，而且可以更随意一些。至少要开始增加血压、体重、饮食习惯、睡眠习惯等内容，然后观察有什么情况出现。如果你给自己更多的时间收集数据，那么你对自己身体的了解将更加清晰和完善。

同样，你可能还会发现自己在生活中测试新方法。你也许有 4 天时间不再吃自己非常喜爱的苏打食品。观察一下，这样做对你的睡眠是否有影响，以及你的感受如何。你或许会意识到，在早上 6:15 准时醒来的时候感觉最好，那你就不必再睡懒觉到 7 点了。我希望你自己发现这些小细节，愉快地参与这项实验。接下来，我会进一步介绍如何深究你的身体状况，并找到适合你的"医疗的幸运年代"。

如何辨别医疗信息的真假

错误信息的危害

WILLIAM

无知者无畏。

威廉·奥斯勒

OSLER

先做一个小测验：你认为以下哪个结论存在很大争议？

● 疫苗会导致神经系统疾病，包括自闭症；

● 健康的生活习惯可以逆转癌症；

● 维生素和营养补充剂可以促进身体健康。

在公布答案之前（如果我现在就告诉你正确答案的话，你也许会感到非常意外），让我们先来回顾一下当前的医疗信息传播概况。每天我们都会接触到刊登在各种媒体上的、势必会引起公众迷惑和误解的、夸大其词的奇葩标题，其中影响最恶劣的就是标榜可以缓解或治愈最难攻克的各种疾病，如抑郁症、肥胖、阿尔茨海默病和癌症等的广告，或者一些尚未得到科学研究支撑的断言和小道消息。

我比较喜欢看到类似于下面的这些标题：

● 一瓶生咖啡就可以产生神奇的减肥效果；

- 用这个方法可以让你看上去年轻 15 岁；

- 有人发现了可以再生秀发的独特方法；

- 饮食可以治愈癌症；

- 研究发现，针灸有助于缓解疼痛，安慰剂可能不行；

- 维生素 E 可以提升智力；

- 维生素 D 水平过低会导致 II 型糖尿病；

- 瑜伽和打坐可以逆转心脏病；

- 食物中的化学物质会使你变胖、生病，并加速衰老；

- 巴氏消毒牛奶会引起中毒；

- 转基因食品有毒；

- 食糖有毒；

- 你中毒了！

　　励志的想法总是非常吸引人，人本能地认为天地间存在一种"神秘力量"，可以使我们变得更苗条、更年轻、更性感、更聪明、更富有。虽然这种想法有时候对我们有好处，但也会让我们与真相背道而驰，并夸大其真实作用。想通过上网快速搜索来区分真相和谬误，可能帮助不大。2014年，一篇发表在《美国骨病协会杂志》（*Journal of the American Osteopathic Association*）上的文章显示，在维基百科上登载的、有关美国 10 种治疗费用最昂贵的疾病（包括冠心病、重度抑郁、糖尿病以及背部疼痛）的文章中，10 篇中有 9 篇存在重大错误。该研究声称，维基百科已经成为患者和执业医师上网查询医疗信息的重要渠道，这不足为奇。正如我所说的，我们都喜欢快速获得问题的答案，而通过维基百科，点一点鼠标就可以解决问题，而且答案通常还排在各种搜索结果清单的前面。但所有的信息来源，即使是经过同行评议的学术期刊，也可能存在错误。不管信息来自哪里，你都不能仅依赖任何单一的信息来源。

举一个简单的例子，你曾经听说过前列通对前列腺肥大有好处，这种产品在电视上、文章里、药店或者市场里大做广告。你可能会认为它不仅无害，而且有益，没人会提到它的不良反应，也没人提醒你它会改变机体对某些药物的代谢途径，减缓血液凝结，和激素的作用一样。一旦你了解这些细节以后，你的脑海中会得出一个全新的、完全不同于你通过广告得出的结论。

我总是试图根据高质量的科学研究来得出结论，这样的科学研究通常意味着大样本、双盲、安慰剂对照、排除了特定变量、对人们有意义且能被其他人在同样严格的研究中重现，但是不幸的是，这类研究在当今少之又少。多年来，一些错误的研究和结论在公众和媒体中大行其道，尽管有新的证据对之进行反驳，但也无济于事。拿有关疫苗和自闭症的争论来说，煽风点火者竟然是一名无良医生，此人 10 多年前在一本颇有声望的杂志上公布了一项很糟糕的研究结果……

1998 年，一个名叫安德鲁·韦克菲尔德（Andrew Wakefield）的英国医生声称自己找到了 MMR 疫苗和自闭症之间的关系。MMR 疫苗指的是麻疹（Measles）- 腮腺炎（Mumps）- 风疹（Rubella）三联疫苗。该疫苗通常是在 12 个月大的儿童身上接种，孩子在 4～6 岁时需进行强化免疫。根据韦克菲尔德的说法（此人仅研究了 12 名儿童），将这三种疫苗联合在一起可能会改变免疫系统，并最终会损伤大脑。他的文章发表在英国的医学期刊《柳叶刀》上，并迅速轰动全球。但是没过多久，他的结论就被发现造假，因为数十项流行病学研究都发现他的文章存在问题。随后他的文章被撤掉，英国卫生监管机构也吊销了他的行医执照。

此人导致的恶果就是，一些民众依旧相信 MMR 疫苗与自闭症有关。而韦克菲尔德本人则辗转于英美两地之间，继续宣扬他的反疫苗谬论，使那些可从疫苗中获益的人们产生恐惧。尽管他根本就没有任何医学学位，却一跃成了反疫苗运动的早期领导者，并成为某大型网络平台上颇受欢迎的博主。这些反疫苗的个人背后的所谓科学理论，实际上根本就不科学。在拉丁语中，有一句俗语可以用来形容这种逻辑谬误：Post hoc, ergo propter hoc。意思就是"若发生于其后，则必为其果"，通俗地说就是：如果事件 B 发生在事件 A 之后，那么事件 B 一定是事件 A 的直接结果。

许多错误的信念（甚至包括迷信）都源于这种事后推论的判定方式。很多按时间顺序发生的事件看似存在一定的因果关系，但其实根本没有任何必然联系。比如，你得了感冒，就觉得维生素 C 会有帮助，因此你喝了很多果汁，结果数天后你果然感觉好些；你接种了流感疫苗，结果数天内感觉无力、流鼻涕、咽喉痛，因此你得出结论，一定是接种了疫苗才使你生病的。但事件的发生顺序并不意味着有相关性，即便有可能存在因果关系，意外和巧合也总会发生。一件事情发生在另一件事情之后，并不意味着先发生的事情是后发生事情的起因。

不幸的是，在这场围绕"三联疫苗和自闭症"的争论中出现了许多不良的"证据"，使真相变得愈发扑朔迷离。反疫苗者们精心挑选了所谓的"经过同行评议的"文章来证明自己观点的"科学性"，而不是在得出结论前全面考察所有证据。他们希望找到一种方法来混淆这个事实：超过 100 篇论文完全而彻底地否定了 MMR 疫苗和自闭症之间存在任何因果关系，这些论文至少涵盖了 15 年以来，全世界在毒理学、神经科学、免疫学、微生物学、生理学、公共卫生学以及流行病学等领域最出色的科学家发表在世界顶尖医学杂志上的文章，这些结果已被独立研究人员重现，统计学分析亦无可辩驳。

但还有一件有趣的事情：我们坚信的事情很难改变。在关乎生命健康的时候，这尤其正确。

由主观情感驱动的动机选择

2014 年的一项研究发现，人们对于自己相信的事物非常固执。该研究发现，推翻一种重大的错误想法可能会起到事与愿违的作用。该研究考察了人们对于流感疫苗的担忧，43% 的美国人都迷信接种流感疫苗会使人患上流感这个说法。有人坚信流感疫苗中含有一些危险成分，如水银、福尔马林和防冻剂，他们认为这些成分会导致神经系统疾病，并认为如果一个人从未得过流感，则不需要接种疫苗，认为接种流感疫苗只是大型制药公司和医生打着幌子赚取不义之财的一种方式。

该研究的领导者来自加拿大达特茅斯。他指出，我们倾向认为当有人用事实（如流感疫苗并不会导致流感）来纠正你的想法时，沟通是一颗"灵丹妙药"，你就会改变自己的观念并去接种流感疫苗，但事实并非如此。研究人员首先将 1 000 个人随机分为三组，然后询问每组人员对接种疫苗会带来严重不良反应的担心程度，这样就可以找出对接种疫苗的不良反应"十分担忧"或者"极度担忧"的人。24% 的人总体上满足这种判定依据，他们被等分成三个组。

接下来，研究人员策略性地发布信息：给第一组提供了材料，详细阐述了流感可能给人造成的危害；给第二组解释了为何接种流感疫苗并不会使人生病；第三组则没有收到任何信息，目的是让他们保持自己的看法和推测。在前两组阅读了信息以后，研究人员向所有参试者询问了更多的问题：这个季节他们是否有可能去接种流感疫苗？接种流感疫苗对于大多数人的安全性究竟如何？接种流感疫苗会导致患流感的回答准确度究竟如何？

质疑流感疫苗的材料的确产生了影响。在"极度担忧"不良反应的人群中，有 70% 的人没有接收到任何信息（对照组）认为流感疫苗会导致其患上流感；与之相比，只有 51% 的人阅读了揭穿谣言的信息。在担忧度最低的人群中，对照组有 39% 的人相信这一谬误，而读过揭穿谣言信息组的比例为 27%。

但接下来的研究结果才是社会学研究中最有意思的地方。这些揭穿谣言的材料倾向于使人们理解并相信流感疫苗，但他们并不一定会去接种。在担心出现不良反应的对照组中，不到一半的人说他们准备去接种疫苗，这也在情理之中，因为他们并没有阅读过相关材料。但对于担忧度高、阅读过相关材料的人来说，仅有 28% 的人说他们可能会去接种疫苗，而担忧的人中没有任何人完全改变想法。可见，说自己可能去接种疫苗并不意味着将会这么做。用研究人员的话来讲："如果你无法改变他们的意图，那就祝他们好运吧。"这项研究表明，在提供了"流感潜在危害"信息的人群中，这一事实也不会影响其坚信疫苗安全的看法或其接种疫苗的意愿。

研究人员该如何解释这种违背逻辑和常识的怪异行为呢？很显然，如果有关接种流感疫苗的谣言会使我们从心理上反对接种疫苗，那么我们对这些谣言进行证伪和揭穿，就应该可以提高人们接种疫苗的意愿，但这样的结果在本实验中却并没有发生。这表明，有关接种流感疫苗的谣言"可能反映了人们对接种疫苗的支持性态度较低，而不是导致人们不愿意接种疫苗的原因"。换句话说，人们只相信自己愿意相信的事情，以及驱动其行为的信念。

一些社会心理学和认知科学领域内的专家将这种现象称为"由主观情感驱动的动机选择"。我们在很大程度上是根据主观情感做出决定的，我们的潜意识里存在一种倾向，喜欢筛选一些信息，以得出符合自己某些期望的结论。换句话说，我们在本质上喜欢转移争论的目标点，以迎合自己的需求和结论，而忽视与之对立的证据，即使与之对立的证据很充分，情况也是如此。采用这种思维方式的人往往会对相反证据产生排斥反应，他们不会站在逻辑或者证据合理性角度上分析该证据或其来源。这是一种对自己所坚信的事物的极端偏执的表现。

我们为什么会维护那些显而易见的谬误呢？这不能仅仅归因于我们感觉那是对的。社会学家认为，我们有一种避免所谓"认知不一致"的愿望，正是这种愿望决定着人们的思维定式。换句话说，这种自我欺骗会让人们感觉良好。

丹·卡亨（Dan Kahan）是耶鲁大学法学院的一名教授，他通过20世纪50年代进行的一项实验解释了"由主观情感驱动的动机选择"的一个经典实例。在该实验中，心理学家请来自两所常青藤院校的学生观看橄榄球比赛期间裁判判罚有争议的一组赛事录像，让他们阐述自己的看法。赛事发生在他们各自所在学校的校队之间。当裁判判罚有利于自己的学校校队时，这些学生更多地会认为判罚正确，而不是支持对方的校队。于是，心理学家得出结论：当学生在看录像的时候，他们更加忠实于自己学校校队的赛场表现。

我很喜欢美国讽刺作家 H. L. 门肯（H. L. Mencken）说的一句话："所有愚蠢的人都有一个共性，那就是一味地相信一些有可能并不真实的假象，这也是人类的共性。"在《美丽新世界》一书中，赫胥黎这样写道："人们相信某些事情，是因为他们已被洗脑而选择相信它们。"

在生命健康这一领域，这种观念就变得十分危险了，因为这会导致一些在网上广泛传播的愚蠢论调，吸引一些无法区分是非真假的新用户。他们声称接种疫苗会导致自闭症、全球气候变化是一个谎言、艾滋病并不是由 HIV 引起的，凡此种种，都是"由主观情感驱动的动机选择"的实例。

在"医疗的幸运年代"，我们需要继续重建自己的知识背景，快速吐故纳新，尤其是那些会改变行为和思维方式的信息。但时至今日，我们的所见所想都只是自己愿意看到和想到的。为了坚持自己偏执的想法，我们可能会一直走向世界的尽头。

那么与一些根植于当今社会的固有的错误观念做斗争是否还有意义呢？当然有意义。你也许不能成功说服每一个人，但你完全有希望为那些刚刚接触这一话题的人提供一些信息，让他们在被错误认识带偏之前就能接收可靠的数据，毕竟第一印象非常重要。

让人感到意外的是，在流感疫苗研究中，"担心度低"的人在阅读了正确信息以后去接种疫苗的可能性并没有增加或减少。研究人员提出了一个很好的观点：也许从一开始就提及这个谣言会有负面影响。更早的研究也表明，提醒人们这是谣言，会在他们的头脑中产生验证它的想法。这样就成了所谓的"真实的错觉"，可能会强化其固有的错误观念。不幸的是，我们这些科学界的人还不知道如何以可靠的方式呈现数据，从而说服人们改变固有的观念。

如今，百日咳和麻疹等疫苗可预防的疾病暴发，引发了人们对于疫苗的争论。有了免疫接种，就有这个话题。1796 年，一名杰出的英国医生爱德华·詹纳（Edward Jenner）第一次研制出了天花疫苗，当时的社会对他褒贬不一。教廷起诉他试图扮演上帝的角色，就连当时同样杰出的经济学家也担心他的这一行为会导致全球人口不断暴涨。当人们第一次听说要把外源性的动物物质注射到人体内时，谁都在打退堂鼓。而詹纳本人也成了众人嘲笑的对象，当时有一幅漫画，把最近接种了疫苗的人们画成了头顶长角的奶牛（见图 6-1）。

我本人十分支持接种疫苗，而接种疫苗不只是为了预防孩子患上脊髓灰质炎和水痘之类的疾病。当大量的科学数据已明确而无可辩驳地证明，某种特定疫苗可以显著降低某种特定疾病的传染风险，同时有很少甚至没有不良反应的时候，社会中的大多数人就需要普遍接种（除了因为患有某些疾病或免疫缺陷而不能接种的人）。就像我们通过接种疫苗来使孩子免受麻疹和白喉困扰一样，如今的成年人也能通过接种疫苗这种不昂贵且不怎么疼的方式，来预防一些严重甚至是致命的疾病，如流感、肺炎和带状疱疹等。单单这种强制性接种方式，就可以有效降低人们以后患传染病的概率，同时也可大大降低就医的费用。

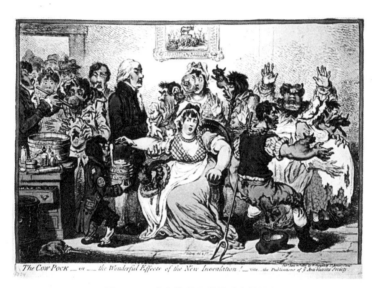

图 6-1　天花和接种医院的种痘情景

在这幅漫画中，英国讽刺漫画家詹姆斯·吉尔雷（James Gillray）画的是英国圣潘克拉斯天花和接种医院的种痘情景。图中显示，一名表情惊恐的年轻女性正在被注射詹纳的牛痘疫苗，而其他注射过疫苗的人则长出了牛的器官，如牛角等。这幅漫画是当时反对将来自动物的物质注入人体内的授意创作的。

反安慰剂效应与营养学研究的局限

2015 年，我出席了在瑞士达沃斯举办的世界经济论坛。在一场被称为"让食物成为你的灵药"的营养学专家讨论会上，我发现自己处在一个令人尴尬的位置上。我再次意识到，自己的信念体系存在一些局限和不足。

　　这场专家讨论会旨在探讨我们的每日膳食习惯是如何成为"健康基石"的。可能大家都不爱听，我在讨论会上说，营养学是健康领域中最棘手的论题之一，它隐藏在人体中。对于这个问题，每个人都有自己的观点。该领域内有许多相互矛盾的数据，人们对此各抒己见、争执不下。

　　我想提出一个问题：什么才是真正的营养学？有些人（比如我）每周都要告诉两三个人没有任何东西可以延年益寿，更不用说治愈他们的疾病；以及迄今为止，还没有可靠的营养学数据支持通过某种特定的食谱可以实现延年益寿。这听起来可能令人失望。单单就被视为对身体"有益"的东西而言，如果我们果真拥有这种东西，那就不会在这方面来回摇摆、踌躇不定了。我们大多数人已经学会把鸡蛋和其他动物产品如红肉看成要少吃的食材，因为它们的脂肪和胆固醇含量很高。但在 2014 年秋季，负责制定食物指导方针的专家们又改变了意见。他们承认，食物中的胆固醇和血液中的胆固醇之间并没有直接关系。他们还认为，低脂饮食不一定是最理想的选择。

　　也许你会问，是什么使营养学研究及其相关政策受到如此多的挑战？其实这与营养学用的是观察性研究有关。研究人员会长时间跟踪大样本人群，了解他们每天吃什么，结果如何。但这种研究方法并不是最科学的。研究人员得出的结论通常是建立在问卷调查基础上的，在这个过程中，人们往往靠记忆来回忆自己的饮食和其他选择。试想一下：如果你被招募进入某项研究，你需要回忆自己在过去一个星期或一个月内吃了多少次饼干，或进过多少次快餐店，你的信息有几成是真实可靠的？即便是最严格的观察性研究，也只能得出相关性的结果，而不能得出直接的因果关系。换句话说，这种研究只能得出假设（如饱和脂肪酸和心脏病有关），而不能得出确切的结论（如饱和脂肪酸导致了心脏病）。

　　因此，到了讨论的最后，我所在的小组也没有得到任何确定的数据，而仅仅是很多概括性的表述和一些奇闻逸事证据——"我换成不含麸质的饮食以后感觉好极了""我采用古式饮食法以后减重20千克""我不吃糖之后指甲和毛发长得更好了"。不过,我们都同意高糖和高脂饮食对身体不利这个说法,但我们很难在科学上证实有关营养素之间细微差别的结论。希望有一天,我们能够开展一些营养学研究,排除所有变量以提供可靠的建议。即便如此,这些建议也未必适合每个人。这就是我为什么坚信营养学就在每个人的掌控之下,人们需要做中世纪哲学家迈蒙尼德(Maimonides)建议的事情,即"尝试所有",看看哪种食物和膳食方案使你感觉更好。听你自己身体的意见,跟着感觉走。世上根本就不存在所谓的"正确饮食"和"错误饮食"。饮食因人而异。请时刻记住,人们根据各自的文化,食用各种各样的食物已有数千年之久,食物使人们繁衍至今并活得好好的。只有现代西方文明非要通过无休止的研究来分出饮食中的对与错,并给它们贴上标签。

例如,尽管有证据表明,地中海饮食可能会降低心脏病、癌症的死亡风险,并降低帕金森病以及阿尔茨海默病的发病率,但这并不是说其他种类的饮食就是"坏"的,或会使这些疾病的风险增高。非洲的一些原始部落主要靠未加工的生牛奶和血液为生,偶尔还食用生牛肉,但令人惊奇的是,他们的疾病(如心脏病和癌症等)发生率却很低,在特殊情况下这要归功于他们食用的高脂肪、高胆固醇食物。因此,在如今我们争论有关肉食、奶制品以及没有食用多样性食物的"罪恶"中,我们该如何解释这个事实?

有关麸质食物的争论尤其有趣。很多人都声称自己只吃无麸质食品,如小麦、黑麦、大麦以及其他谷类,这样就避开了麸质食物所含的特殊的蛋白成分。所谓的麸质就是使面包变得香甜可口的成分。无麸质食品是一个大产业。据估计,2016年,无麸质食品的销售额达到创纪录的150亿美元,大约1/3的美国人都尽量避免摄入麸质。这些人即便在没有乳糜性腹泻的情况下,也相信麸质会导致肠道功能紊乱,但麸质触发的自身免疫疾病仅影响了1%的美国人。乳糜性腹泻患者必须避免食用麸质,但为什么其他人也喜欢来凑热闹?作为非乳糜泻麸质敏感的正常人,麸质真有这种影响吗?

澳大利亚莫纳什大学的皮特·吉布森（Peter Gibson）就是研究此现象的人员之一，他在 2011 年公布的一个小样本研究中，首次记录了非乳糜泻麸质敏感。但在仔细思考以后，他对自己所得出的结论并不满意，他想知道今天任何食物中都普遍存在的麸质如何导致这么多的人产生如此严重的顾虑。于是吉布森另起炉灶，从头再来，并完善了实验设计。他将实验引向极端情况，这种设计通常在营养学研究中难以见到。他这么做就是想验证或推翻自己之前得出的结论。

吉布森这么做是明智的。他选取了 37 名声称对麸质过敏且有刺激性胃肠综合征（Irritable Bowel Syndrome，IBS）的人，给他们提供食物，食物中没有导致某些人出现肠胃不适的成分。这些潜在触发因素包括乳糖（来自乳制品）；某些防腐剂，如丙酸盐、亚硫酸盐、亚硝酸盐等；还有难以吸收的短链碳水化合物。他还采集了这些人 9 天的尿液和粪便，以防止有人作弊。这些人轮流吃不同的食物：麸质含量高的食物、麸质含量低的食物以及不含麸质的食物，在任何特定时间他们都不清楚自己即将吃的是何种食物。你猜发生了什么？所有的饮食，都会引起相似程度的胀气、疼痛和反胃，与食物中是否含有麸质无关。按吉布森的话讲："与我们前一项研究恰好相反……我们发现，麸质绝对不会引起任何特殊的反应。"尽管这是一项小样本研究，但随后公布的另一项较大样本研究也证实了该结论。

我们该如何解释这出乎意料的结论？这正是科学的有趣之处。也许是因为人们预期对所研究的食物感到不适，他们也的确如此，这种现象就是所谓的"反安慰剂效应"，它与"安慰剂效应"相对。毕竟，他们的确密切关注了自己的肠胃感觉，这很可能会产生一些心理暗示。而且，这也表明麸质可能是"错误"的元凶，但真正该指责的元凶可能是其他的触发因素。实际上，导致症状的可能是小麦中的碳水化合物成分，而不是麸质。对于某些人而言，小麦中的其他成分可能也值得怀疑。这就是说，我们仍然不能解释为何研究人群对不含任何饮食诱因的食物也会出现负面反应。

因此，我们绝不能轻信诸如"食用麸质总是不好的""有机食物总是好的"之类信誓旦旦、措辞绝对的说法，尤其是涉及疾病预防的时候。食物的好坏因人而异，对于每个人而言，哪些食物是好的往往是一个高度个性化的问题，尤其鉴于一个事实：对于营养学，我们有太多的科学知识还没有掌握。

我从事的是疾病预防工作。这是今天避免患上过早夺走生命的疾病（尤其是癌症）的最佳方式，但我们不能笼统地说，不用其他的治疗方法，单单通过食物策略就可以预防疾病。最近有一个新词叫"Lifestyle Medicine"，即"生活方式类药物"，这个词指的是使用基本的生活方式干预措施——营养、锻炼、服用补充剂、应激管理，来预防疾病，有时甚至是治疗疾病，而不是使用药物治疗来达到这一目的。这种转换被同样的"非黑即白"思想破坏了，这种思想也破坏了其他许多健康领域。虽然条条道路通罗马，但应该人人有别。

宽泛、笼统声明的危害

鉴于我对这个问题的看法，可以想象，我在世界经济论坛小组讨论会上的反应。那时我遇到了我的同事迪安·奥尼什（Dean Ornish），他是来自旧金山的一位医生和研究人员，主要研究如何通过饮食来预防疾病。他感叹道："药物和手术其实没有我们想象得那么有用。"奥尼什是在治疗心脏病的背景下说这番话的，但他继续以更专业的口吻说，治疗糖尿病和心脏病的药物在某些情况下根本不起作用。他提到自己的一项研究所得出的结论，"强烈干预生活方式"对早期前列腺癌的进展有积极影响，我立即反驳了其宽泛的言论。2005 年进行的研究显示，武断式的声明（尤其是来自小样本的研究，就像他进行的这项研究）会严重误导大众，并使大家感到困惑。

我应该事先通过一个事实来给大家讲述这个故事。最初使奥尼什声名鹊起的，是他那项关于通过改变生活方式可以逆转心脏病的研究。但癌症是完全不同的"猛兽"。因此，当他在小组讨论会上谈及我的研究领域时，我的耳朵就竖了起来。他的"12月"研究是为了考察改变饮食和生活方式对早期、低级别前列腺癌患者的影响。实验中，所有 93 名男性患者选择不接受活性药物治疗。这些人都是轻度前列腺癌患者，因此选择了"观望等待"（现称为"主动监测"）方法，而不是常规的治疗方法，如手术、药物和放疗等。主动监测是现在对早期前列腺癌患者的常规做法，它意味着要定期追踪疾病并重复进行组织活检，患者只有在疾病出现进展时才进行治疗。

患者被随机分配到要求其全面改变生活方式的实验组或"常规护理"对照组。"常规护理"的意思是遵循医生给出的一般生活方式变更建议。但本研究旨在减少一种可能性，即对照组患者改变饮食和生活方式的程度与实验中的患者相似，而使结果难以解读。实验组有 44 名患者，对照组有 49 名患者。44 名患者采用的实际生活方式干预措施如下：

● 添加有豆类的全素饮食，每天 1 份豆腐 + 含有 58 克豆类蛋白粉的强化饮料；

● 鱼油，每天 3 克；

● 维生素 E，每天 400 国际单位；

● 硒，每天 200 微克；

● 维生素 C，每天 2 克；

● 适度的有氧运动，每周步行 6 天，每次 30 分钟；

● 压力管理，基于轻瑜伽的拉伸、呼吸、冥想、想象以及逐步放松，每天 60 分钟；

● 每星期参加一次 1 小时的支持小组活动，以提高干预措施的依从性。

实验组的饮食主要为水果、蔬菜、全谷物（复杂碳水化合物）、豆荚以及豆制品。饮食中还含有少量的简单碳水化合物，包含可提供 10% 的能量的脂肪。

研究结果着眼于评估前列腺癌进展的一种常用标志物：前列腺特异性抗原（Prostate Specific Antigen，PSA），这是一种由前列腺细胞产生的蛋白质。血液中 PSA 水平的升高意味着前列腺（包括前列腺癌）有变化。以下是奥尼什的实验结果：实验组的血清 PSA 比基线水平平均降低了 0.25 纳克 /毫升（4%）；但在对照组中，血清 PSA 比基线水平平均增高了 0.38 纳克 / 毫升（6%）。这意味着什么呢？尽管存在轻微的"增高"和"降低"，但这些变化在医学上均没有临床意义。毫不客气地讲，这种程度的血清 PSA 变化根本不能说明生活方式的改变影响了疾病或疾病结局。奥尼什并没有公布他的研究的随访结果，因此，我们无法对这些患者后来发生的事情发表意见。这些患者到底能否活得更长，我们不得而知。我们也不知道实验组的癌症进展程度究竟如何。

另外，本实验并未对疾病进行指标测定，而是仅测定了 PSA。我猜测，PSA 水平之所以会降低，是因为食物中的豆类有雌激素。众所周知，大豆能降低男性体内的 PSA 水平，但对实际的癌症并没有作用。同样的问题也存在于前列通的作用研究中，前列通是一种被广泛使用的、传说可以降低前列腺癌患者 PSA 水平的非处方草本治疗药物。这种草药的确有此作用，但这是因为前列通可以通过降低体内睾酮水平而人为地降低 PSA 水平。这与癌症化疗根本就不沾边！在这些病例中，仅有一种标志物变化，即 PSA 水平降低，但这说明不了任何问题。如果不谈及主要改变因素，体重减轻可能才是一种重要因素。实验组的参试者在研究期间的体重平均减轻了约 5千克。

媒体居然用加黑的大标题，对奥尼什的结论大肆渲染——"改变生活方式可以延缓前列腺癌的进展"和"改善饮食、生活方式可以延缓前列腺癌"等。有关奥尼什在《泌尿学杂志》(*Journal of Urology*)上发表的文章，还有一些其他的怪异问题：该文章仅报告了每个组的 PSA 水平均值。当在个体水平上管理患者时，这是有意义的；但在小样本研究中，任何一个离群值都会提高整个实验的均值水平，并因此会极大地改变结果。据我所知，没有一项癌症研究像这样来报告结果。通常，报告的数字是有部分疗效（Partial Response，PR，意思是肿瘤体积缩小了 50% 以上或 PSA 水平降低了 50% 以上）的患者百分比。

每当有人提出宽泛的表述时，我都会感到恐惧，比如"生活方式可逆转癌症"等。当这样的口号居然由一些被认为是业内精英和专家提出来时，尤其令人震惊。虽然我承认生活方式确实可能会影响癌症的预后，但当前我们还没有确凿的证据。让我通过问一些问题来进一步挑战这种言论：本研究是否考察了生活方式因素？谁来定义"生活方式"？我列举出了实验组以维生素和补充剂形式接受的 5 种药物。更令人担心的是，该研究居然还使用了维生素 E！现在已有来自大规模研究的证据显示，补充添加维生素 E 会提高前列腺癌的发生率。

一项由福瑞德·哈金森癌症研究中心领导的多中心研究已发现，补充添加高剂量的微量元素硒以及维生素 E 会增加高级别前列腺癌的患病风险。这些结果发表在 2014 年美国《国家癌症研究所杂志》(*Journal of the National Cancer Institute*)上，其结论是根据硒和维生素 E 癌症预防实验，或由 SWOG[①] 癌症研究协作组进行的精心设计的 SELECT 实验（涉及35 000 名男性）获得的数据得出的。参与本研究的科学家希望确定，补充添加高剂量的维生素 E（400 国际单位 / 天）和 / 或者硒（200 微克 / 天）是否有助于预防前列腺癌。

---

① 美国国家癌症研究所国家临床试验网络的一部分。——译者注

该实验是从 2001 年开始的，计划持续 12 年，但在 2008 年就被提前终止了。研究人员发现，服用高剂量的硒根本就没有前瞻性影响，并有线索提示，维生素 E 增加了患前列腺癌的风险。即便已经停用了研究补充剂，但研究人员仍继续追踪男性患者。又过了两年，服用维生素 E 的男性患前列腺癌的风险升高了 17%，这具有统计学意义。

让我们再来看看另一项最近的研究，《科学》杂志公布其结果以后，真正触动了医学界的神经。这项研究结果可以用约翰·霍普金斯大学新闻部的标题来概括——"有研究表明，随机突变在肿瘤形成过程中起决定性的作用，患癌是运气不好，就如同上帝的骰子"。

癌症是随机发生的吗

2015 年年初，约翰·霍普金斯大学的数学家克里斯蒂安·托马塞蒂（Cristian Tomasetti）和癌症遗传学家贝尔特·福格尔斯坦（Bert Vogelstein）进行的一项研究显示，"坏运气"——健康干细胞中随机的突变累积，可解释大约 2/3 的癌症案例。换句话说，正如媒体报道的，癌症的发生多半是随意的，是由无法解释的突变导致的，而不是环境和遗传因素共同导致的。按此研究结论，大家可以继续大胆地享用炸薯条、吸烟、疏于锻炼。

这两位专家的研究结果似乎还暗示有些癌症是没有办法预防的，而对抗的关键就是尽早发现。然而没过多久，反对的声音便出现了。他们指责这项研究仅关注了罕见癌症，忽视了好几种常见的、很大程度上可预防的癌症。国际癌症研究机构、世界卫生组织的癌症研究组召开记者会，发布声明称"极不赞同"该报告的观点。

为了得出结论，两位研究专家使用了他们根据 1/3 的组织类型中已知的细胞分裂速度建立的统计学模型。干细胞是他们的关注点，这些干细胞是每种器官或组织中极少的、特化的"母"细胞，可进行分裂，以复制已经死亡或衰老的细胞。研究人员只有在最近几年才能开展这些研究，因为人们逐渐了解了干细胞生物学。进行分裂的细胞必须复制其自身的 DNA，而在这一精细过程中，如果复制出现错误，就可能导致细胞的增殖不受控制，从而导致癌症。

研究人员试图回答以下问题：干细胞具有较高的分裂速度，是不是单纯地为更多基因提供复制错误机会就会增加患癌的风险？福格尔斯坦博士是约翰·霍普金斯大学的一位研究成果丰硕且颇受尊敬的肿瘤研究人员，"什么导致了癌症"这一问题已经困扰了他数十年。最初刚成为一名实习生时，他的第一名患者是一位患了白血病的 4 岁小女孩。她的父母一直想弄清楚是什么使女儿得了白血病。福格尔斯坦不知道，也无法给他们提供合理的、可接受的答案。患者及其家属不断地追问这个难以回答且棘手的问题，尤其孩子的父母。假设孩子父母知道癌症可能是按概率发生的，人们无力去改变，那么，他们在某种程度上就可以得到宽慰。但儿童的癌症发生机制可能不同于成人的癌症。很明显，对于导致癌症的基因突变，小孩没有足够长的生存时间来抵御风险。

这并不是科学家们第一次发现不同组织发生癌症的概率不同，毕竟我们很少听说有人患上了耳癌或者心脏癌。而小肠基底细胞癌的发生率是脑瘤的 1/3，与脑细胞相比，即使小肠基底细胞暴露于非常可能导致细胞基因突变的环境中，情况也是这样，更不用说脑细胞还有血脑屏障的保护。那么，我们应该如何解释这一矛盾现象呢？

早在 100 年前，人们就发现某些组织发生癌症的易感性高于其他组织。但我们并不知道为何会这样，也不能对此做出合理的解释。这一观察结果驱动托马塞蒂和福格尔斯坦对此进一步发掘，并试图找出这一系列现象背后的原因，如人一生中患大肠癌的风险要比患小肠癌的风险高 24 倍。他们发现，大肠比小肠有更多的干细胞。而且，大肠干细胞的分裂速度比小肠干细胞快4倍。这种干细胞分裂速度和癌症风险之间的相关性也见于其他多种组织。不幸的是，该分析结果并未包含两种最常见的癌症类型：乳腺癌和前列腺癌，因为有关这两种组织中干细胞分裂速度的信息不多，而这一点恰恰成为其他研究人员对此诟病的地方。

有趣的是，这两位学者发现，某些癌症，如肺癌和皮肤组织的癌症，其发生频率超过了通过干细胞分裂速度预测的结果。但当你把环境诱因（吸烟和紫外线暴露）考虑进来，你就明白是怎么回事了。发生频率超过了通过其干细胞分裂速度预测结果的其他癌症，均与致癌基因有关，这再次帮助解释了其中存在的有趣差异。在对约翰·霍普金斯大学新闻原稿进行补充说明时，托马塞蒂博士使用了非常形象的类比来解释这一结果：想想发生车祸的风险。通常情况下，一个人开车越频繁或行驶里程越长，遭遇车祸的可能性就越大。其他的因素也会起作用，可能会合并增加发生车祸的风险，如恶劣的天气和路况（"不好的习惯"）、汽车本身的缺陷（"坏基因"）等。研究人员最终得出了正确结论，他们提出了以下观点：

> 有些风险因素可能不受人力控制，但其他一些因素却是可以控制的。许多汽车旅行风险可简单归咎于行驶里程太长，这一事实并不意味着车祸不可预防。行驶里程是一个因素，即便它不能改变，我们也可以通过驾驶保养良好的汽车、使用安全装置（如安全带和气囊等）、选择特殊路线等方式，使旅行变得更加安全。控制与车况和路况有关的风险可预防车祸发生，减少整体风险。
>
> 同理，我们也能预防很多癌症。与车祸类似，癌症的发生是一系列因素共同导致的，如干细胞分裂过程中的DNA随机改变（虽然无法控制）、环境暴露和遗传性基因突变等。

因此，我们仍有许多机会来预防癌症，比如消除环境因素和改变生活方式等。

这份在新闻原稿发布后数天内公布的补充说明，还低估了及早发现癌症可以预防死亡的重要性。我不能确定有多少人读过这份补充说明，或从误解了原始报告的同一记者处得到该信息。

在分析其研究过程中，批评者和记者跑偏的地方在于，托马塞蒂和福格尔斯坦并没有说 2/3 的癌症是随机发生的。他们的意思是，在不同的组织中，2/3 的癌症发生率变异可通过随机的"坏运气"进行解释。换句话讲，某些组织比其他组织更容易发生癌症，干细胞突变累积可解释 2/3 的变异性。许多报道该研究的记者遗漏了这个细微但很重要的差异，因此，就出现了一个误导性的标题，表明癌症是随机的，且不受遗传或生活方式的影响。

与其说"坏运气"成分解释了大多数癌症，倒不如说是遗传和环境因素损害了公众健康。尤其是处于社会底层的大众，他们没有专业知识来梳理该复杂研究的细微差别和小细节，及其更为复杂的结论。真正激怒我的是，有人开始利用这个不正确的信息渔利。我有一位很好的朋友，埃丝特·戴森（Esther Dyson），是一名致力于改善医疗功效的优秀记者和技术领导者，主要瞄准医疗活动中的渔利行为。她寄给我一份销售传单，还附上了这句话："这项约翰·霍普金斯大学的研究已经沦为不法商人牟利的契机。"销售传单原文是这样的：

埃丝特：

你好！

我写这封信，是想请你留意一下来自约翰·霍普金斯大学的最新研究。该研究证实 2/3 的癌症由"坏运气"所致，因此人们很难单单通过改变生活方式（如不吸烟、改变饮食等）来避免。不过，最佳的预防方法仍处于密集调研之中。这就是为何我们要提供最全面的预防性体检，其中可能包括升级的影像检查和实验室筛查等，就连美国总统也接受了相同的医护计划。2001 年在《美国医学会杂志》上公布的一项研究已经证明，总统的确比预期活得更长。我们可以确保，你有同样的机会保持良好的健康状态并长命百岁。我们正在增加专业从事预防医学工作的高资历医生，以此来更好地服务会员。

我们很高兴邀请你成为本项目的会员……

一言以蔽之：这不可信。我们想知道那些商人已经向多少人成功推销了正常人根本不需要的昂贵医疗服务，让正常人觉得自己的命只有被掌握在这群商人手中才最安全，而不是依靠自己的日常选择来加以掌控。请不要误解我们的意思：通常情况下，预防性的影像检查还是必要的，有时还包括"密集监测"，但我们不能忽略联合应用生活习惯和其他治疗药物所产生的预防作用。癌症可能是各种力量，如遗传、环境、行为等联合作用所导致的结果，我们在预防该疾病时应当综合考虑所有的因素。我们不能忘记，在包括癌症在内的所有潜在疾病中，影响力最大的因素是炎症。这句话出现在约翰·霍普金斯大学的研究报告中，令包括作者本人和对此嗤之以鼻的批评家都十分吃惊。

炎症在癌症中的角色

在过去数十年里，炎症一直是一个让人憎恶的词汇和概念，它充斥在有关医疗健康的日常新闻报道之中。该领域的很多媒体每天都要写这个词，因为它几乎同慢性病和退行性疾病等所有问题都有很大的关系。不管是轻微的喉咙痛，还是割伤后的伤口发红，抑者是关节痛，都与炎症有关。大多数人都知道，在遭受损伤和伤害的时候，身体的自然反应就是肿胀和疼痛，这正是炎症反应过程中的一个重要表现。但炎症并不一定是坏事，因为这其实是我们的机体在对抗某些异物时的防卫机制，以及机体对潜在危险做出防御性反应时所表现出来的症状。在机体遇到有害的病毒、细菌或毒素，或者脚踝扭伤了的时候，伤口往往会通过产生炎症，最终帮助机体存活下来。

炎症带来的问题及其不受待见的原因，在于它不容易被控制。打个比方，当我们遭遇火灾时，打开水龙头，就可以熄灭大火；但如果我们一直开着水龙头而不关闭，很可能会出现新的问题。炎症反应就属于这种情况。原本我们想进行的是局部治疗，而不是一个持续的过程。但如果机体不断接触刺激物，那么炎症就会持续下去。这会使机体的各系统失衡，从而带来负面影响。炎症可以通过血流扩散到机体的各个部位。因此，我们能通过血液检查来检测出这种广泛传播的炎症，比如查看 C 反应蛋白等相关指标物。炎症甚至可以破坏免疫系统，导致慢性疾病。

炎症看上去似乎与很多疾病（尤其是肿瘤）并不相关，但大量的国际研究证实，慢性炎症对机体确实有很大损害。某些类型的炎症与退行性疾病有关，包括心脏病、阿尔茨海默病、自身免疫性疾病、糖尿病以及癌症等，而且它还与加速衰老和过早死亡有关。炎症的一个核心概念是氧化应激反应，这就像发生在器官和组织中的生物型腐蚀作用，可以损害细胞结构和功能，使血管变硬，改变激素"开关"，甚至还能以 DNA 为作用靶标。但当 DNA 用于合成机体运作所必需的多种蛋白质时，氧化作用可能导致突变和解码错误。发生氧化作用实际上是正常的，它在任何地方都会发生，包括我们的机体内。例如，当我们消化食物以及将食物转化为能量时，氧化作用就是该过程的一部分。但就像炎症一样，当其不受控制时，氧化作用就成了问题。

那么炎症和约翰·霍普金斯大学的研究有什么关系呢？在体内任何一个特定组织中，癌症的发生过程都会涉及炎症。长期以来，研究人员一直认为二者是紧密相关的。事实上，当谈到癌症时，就不可避免地会谈到炎症反应。当你听到某些感染，如人类乳头瘤病毒或者 B 型和 C 型肝炎病毒会导致癌症时，大部分原因都会追溯到炎症。据流行病学研究估计，全球约 15% 的癌症病例与微生物感染有关。原因是什么？这些感染导致机体出现了慢性刺激作用，使体内的免疫系统濒临崩溃，而这又会引起持续性的炎症反应，使细胞发生癌变。任何持续刺激机体和免疫系统的疾病或行为，如高血糖、糖尿病、肥胖、吸烟等，都是如此。

慢性炎症导致细胞癌变的实际过程相当复杂，而且可能不尽相同，这取决于细胞类型和癌症类型。但我们有必要了解整体情况：当机体经历慢性炎症时，某些东西是不好的，机体想通过持续的炎症来破坏它，从而使其恢复到平衡状态，这使得细胞及其遗传物质 DNA 更易产生变化。

细胞具有防止出现过度的、不受控制的增殖或 DNA 累积突变的先天机制。不管是 DNA 损伤，还是肿瘤细胞的疯狂生长，细胞都将修复 DNA 并防止其发生突变，或自毁疯狂生长的细胞。但当你出现了导致炎症的感染或其他组织损伤时，大量的细胞死亡有可能是恢复的第一步。当组织丢失大量的细胞时，这些丢失的细胞必须立即被替代，以保持组织功能，此时干细胞通常会自我更新并分裂，以填补这个"窟窿"。因此，炎症是用来保卫机体的，也会被用来启动愈合过程和修复组织。但同时，炎症也会给可能有癌变倾向的细胞"送达"增殖信号。

在约翰·霍普金斯大学的研究中提示癌症通常源于"坏运气的随机突变"时，研究人员并没有提及这一重要的级联反应。如果你是一位被诊断为盆骨癌（一种特别罕见的癌症）而戒烟的吸烟者，你会怎样想？任何人一生中患上此种癌症的风险仅为 0.002%，而与之相比，我们每个人一生中被诊断为肺癌的风险则为 6.9%。因此，你可能会暗自庆幸，作为一名吸烟者，你没有患上肺癌，但上帝之手在"掷骰子"，你可能会患上其他癌症。让我们把这些点连接起来：吸烟会使机体不断地与坏习惯导致的负面生物学影响做斗争。我们知道，烟草及其含有的尼古丁成分并不仅仅影响肺，还会强烈影响机体内的每个细胞和系统。不难想象，烟草会触发基因突变，这种突变可使机体内的任何地方出现癌症，比如可能会出现在遗传学上对癌症敏感的某个部位。也许你遗传了好的基因，能保护你不得肺癌，但不见得能保护你不得骨癌。我们都知道，有的人烟龄超过 80 年，却死于肺癌以外的疾病，或者某个人每天吃高脂、高糖食物，但从来没得糖尿病。这些人不一定都是"幸运的"。毫无疑问，这些人的生活习惯在为其体内的炎症"煽风点火"，也许会表现出其他不太明显的小病小灾。猛一看，这些小病小灾似乎与其不好的生活习惯没有直接关系，但我们不能将这些都归入纯粹的"坏运气"。

事实上，生命很大程度上是一场"遗传赌博"。我们不得不同自己玩翻牌游戏，通过控制环境暴露和生活方式等因素来增加我们的手气，比如不吸烟、优化饮食、多锻炼、使用科学技术使自己保持最佳的健康状态等。这说明，改变行为可改变某些患病风险。我猜测，未来的研究和技术或许可以告诉我们（即使很难达到），由"坏运气"导致的罕见癌症等恶疾实际上也会受到我们的环境和生活习惯的影响。同时，癌症是可以预防的，并且会受到行为的影响。

大多数医学研究都存在谬误

很遗憾，大多数医学研究都是错的，这些研究都存在偏差和瑕疵，各有各的特殊表现形式。据估计，每年在专业杂志上新发表的 50 000 篇文章中，仅有 3 000 篇出自精心设计的研究，且与患者知情同意的治疗有关，即合格的文章仅占 6%。而公布的其他研究均没有充分有效的数据来告诉医生应如何变更患者的治疗方案，其研究结果对患者的治疗结果也没有影响。《柳叶刀》杂志的主编曾对已公布研究的可靠性提出了批评，他说："很明显，这种情况是违背科学的，约一半的科学文献简直就是不真实的。因为这些研究的样本量很小、影响不大、探索性分析无效、研究目标零散、观点矛盾、过分追求标新立异、结果似是而非，所以它们看不到一点科学性。"

其他的优秀医生和研究人员对此批评做出了回应，包括哈佛大学博士、《新英格兰医学杂志》的前主编马西娅·安杰尔（Marcia Angell）等。如果一项看起来完成情况很好的研究，其竞争研究项目的结果与之大相径庭，那么这是没有用的，即某项研究的结论与另一项研究的结论完全相反。只要看看那些导致或预防癌症的食物研究，就会明白这种矛盾。某种情况下，研究的真实性在于完整度，但不幸的是，媒体总喜欢通过吸引眼球的标题来报道每项研究，而置内容于不顾。

2013 年，多位来自哈佛大学和斯坦福大学的研究人员，在波士顿烹饪学校教科书的菜谱中随机选取了 50 种食物，然后检索相关数据库，看看哪种食物与癌症风险的增高或降低有关。他们发现有 40 种食物，如面包、西红柿、土豆、红酒、茶、牛奶、鸡蛋、咖啡、奶油、牛肉和玉米等，我们都听说有正面的和负面的影响。其中一名研究人员在发表《为何大多数已公布的研究结果是错的》文章时，已经致力于该领域研究超过了 10 年。他近期进行的一项研究结果显示，我们吃的每种食物均可能导致或预防癌症。对于像牛奶、鸡蛋、面包和奶油这些食物，你会发现，认为其有健康效益的研究与认为其有致癌风险的研究一样多。

科学家将自己的文章投给审稿严格的杂志，往往难以被接受，这一情况为不出名但毫无准则的底端杂志创造了市场。相应的情况是，公布的医学研究数量极速增长。在过去的 25 年中，这个数量增长了 300%。所谓的"开放－获取"模式，即允许任何人在线自由访问某杂志且无须付费，逐渐吸引了许多人在线发表文章。其中的许多杂志仅仅是为了赚取作者的钱财，因为这些作者需要为发表的文章支付费用。但他们的报告和研究结果并未被权威的杂志过滤和检验过。

大多数引人瞩目的研究都由几名杰出的科学家参与，在其发表结果之前，都要经历几个月的编辑和科学审查，以及来来回回的修改过程。除了一些罕见的例外，通常情况下任何人都可以通过这些遵循"开放－获取"模式的杂志相对较快地发表研究结果，而不管其研究方法、数据和结论的质量和有效性如何。2011 年，这种"掠食性"杂志的数量仅为 18 家，到 2014 年年底，这个数字增长到了 477 家。所有这些都意味着，受非真实数据驱动的信息渗透到了一些医学文献中，主流媒体记者都根据这些粗制滥造的、本来不应该发表的文章来写新闻稿和发表意见。人类从来没有像今天这样，需要抱着怀疑的态度来审视这一切。

我需要提醒读者的是，我们可以通过寻求可以得出相同答案的不同信息来源，在生活中扮演智慧管理者的角色。

我在之前写的一本书中曾表示，我反对一般人群补充添加维生素 D 以及服用维生素。在那时，数百万的美国人认为自己缺乏维生素 D，且每天两次服用大量的维生素 D，以使体内的维生素 D 达到所谓的"正常"水平。对于多数人来说，这似乎是一个明显可以纠正的问题，因为以往的研究曾证明，成人的维生素 D 缺乏症通常可导致骨折、易跌倒、功能受限、癌症、糖尿病、心血管疾病、抑郁症和较高的死亡风险。我们可通过食物来获取维生素 D，但大多数情况下则是通过太阳光的紫外线照射获取的，这可以刺激机体产生合成反应，以制造出这种重要的、涉及多种生理功能的激素。但使用防晒产品和生活在高纬度地区据说会影响我们获取足够的维生素 D，这是真的吗？事实上，机体本身要聪明得多。

某些补充剂广告过于出格，说维生素 D 可以缓解肥胖、自身免疫性疾病、失眠，甚至自闭症，好在后来有更多的研究和分析驳斥了这些说辞。实际上，被视为低于"正常"水平、被诊断为与维生素 D 缺乏症有关的佝偻病患者并不是很多。有关维生素 D 的益处，有太多宽泛的表述，这使人们在尚未获得维生素 D 水平检测结果的情况下就贸然地开始服用它，导致维生素 D 补充剂的新品像洪水一样涌向市场。

在过去的数年间，且不说补充剂，就连"人群中普遍存在维生素 D 缺乏症"和"检测维生素水平是必要的"的观点也值得怀疑。2013 年年末完成的两项研究为反对所谓的"阳光维生素"增添了更多的证据。在其中一项研究中，法国里昂国际预防研究所的菲利普·奥捷（Philippe Autier）及其同事撰写的一篇综述表示，补充添加维生素 D 对疾病谱（从骨质疏松、骨骼疾病到心脏病、增重、多发性硬化症、抑郁症和其他心理疾病，以及代谢性疾病，如糖尿病等）没有影响。在回顾了超过 400 项研究以后，奥捷及其同事得出结论："维生素 D 对疾病发生率、严重程度、临床过程没有影响，这引出了一种假说，即维生素 D 浓度水平变异实质上可能是结果，而不是病因。"换句话说，我们把原因和结果搞反了。维生素 D 水平低是健康状况差导致的结果，而不是原因。该研究称："25（OH）D 和疾病之间的关联性……不是因果关系。25（OH）D 水平低可能是疾病涉及的炎症反应导致的结果。"换句话讲，维生素 D 水平低可能是体内存在炎症的良好指针，纠正了"低水平维生素 D 正好治疗了炎症"这种说法，即它不是引发炎症的根本原因。

尽管奥捷及其研究小组并未考察其所宣称的维生素 D 的最大益处（可预防骨折发生），但我们有足够多的研究来扭转这种说法，并弄清实际情况，即维生素 D 并无帮助。很长一段时间我们都听说，维生素 D 与骨骼健康有关，但事实证明你无法通过服用药片来获益。除此之外，我们在母乳中也没有发现维生素 D，可能是因为母亲本能地想要宝宝每天晒点太阳。我们可能并不需要服用维生素 D，我们的进化程度已经使我们能够通过皮肤暴露于安全水平的紫外线中（但不会提高皮肤癌风险）来合成维生素 D。事实上，登载奥捷研究结果的《柳叶刀》杂志也存在相同的问题，一项由奥克兰大学的伊恩·里德（Ian Reid）和他的同事开展的研究评估了维生素 D 与骨骼健康的问题。他们评估了 23 项研究，共有 4 082 名参与者，所有这些研究旨在考察补充添加维生素 D 是否能够提高骨密度。这些研究均得出了相同的结论："在没有维生素 D 缺乏症特殊风险的成年社区居民中，持续、广泛地使用维生素 D 来预防骨质疏松症似乎并不合理。"坦率地说，补充添加维生素 D 是浪费钱财。"维生素 D 越多越好"这一理念是彻头彻尾的谎言。

在《内科学年鉴》（*Annals of Internal Medicine*）公布了另一份新的报告后，美国预防医学专门小组在 2015 年发布声明称，常规筛查无症状的维生素 D 缺乏症患者其实并无必要。他们引用了年鉴报告上的结果：很明显，还没有足够多的证据来支持筛查维生素 D 缺乏症的益处或危害。

那些遵照我的建议或阅读过我以前发表的文章的人都知道，我并不会质疑服用维生素和补充剂来治疗真正的缺乏症或疾病的人，比如孕妇等。令我失望的是，实际上维生素行业是在没有任何有效数据支持的情况下，要求人们毫无目的地服用低剂量的多种维生素，有时甚至是过量的维生素，而将医生推荐给患者的药物"挤到"一边，从而使许多人感到疑惑并浪费钱财。以鱼油为例，它是排在维生素和矿物质之后、使用最广泛的第三种补充剂。至少有 10% 的美国人相信这些补充剂中的 ω-3 脂肪酸能保护心脏而定期服用鱼油，但数据再次证明这种做法很不明智。绝大多数临床试验并没有得出任何结论性的证据，证明鱼油能降低心脏病发作和中风的风险。2005—2012年，世界顶级医学期刊公布了许多严格进行的研究结果（其中的多数研究考察了鱼油是否可防止风险人群患心血管疾病），这些研究考察了有心脏问题的高危人群，如有高胆固醇、高血压、Ⅱ型糖尿病或有心脏病病史的人，除了其中的两项研究，其他所有有关鱼油的研究均发现，相较于安慰剂，鱼油并无好处。

通常理论上认为，鱼油能改善心血管健康状况是合理的。毕竟，其中的多数补充剂均含有两种重要的 ω-3 脂肪酸：二十碳五烯酸（Eicosapentaenoic Acid，以下简称 EPA）和二十二碳六烯酸（Docosahexaenoic Acid，以下简称

DHA）。研究已发现，这两种脂肪酸可降低炎症反应，并有降低血液黏稠度的作用，而这两种问题都是引发心血管疾病的风险因素。FDA 甚至已经批准了至少三种需要处方的鱼油补充剂，同意其上市销售。这是为了治疗一种能引发心脏病的风险因素——高甘油三酯。尽管 ω-3 脂肪酸有益处，但在大多数的临床试验中还没有观察到这些益处，目前仅发现它对一项常规检查有影响，但这根本没什么意义。

20 世纪 70 年代，丹麦科学家汉斯·奥拉夫·邦（Hans Olaf Bang）和约恩·戴尔伯格（Jorn Dyerberg）发现，居住在格陵兰岛北部的因纽特人的心血管疾病发生率低得出奇。他们将这种现象归咎于因纽特人的饮食富含 ω-3 脂肪，此后鱼油就开始受到热捧。但是渥太华大学的心脏病专家乔治·福多尔（George Fodor）指出了大量早期研究中存在的瑕疵，据估算，因纽特人的心脏病发病率被大大地低估了。但鱼油维持了这种光环效应，并一直持续到今天。

从 20 世纪 90 年代开始的几项研究也支持鱼油有益于健康的说法。例如，来自意大利的一项研究大肆宣称，与服用维生素 E 的患者相比，每天服用 1 克鱼油的心脏病患者具有较低的死亡率。这些在 2002 年公布的结果促使一些机构（如美国心脏协会等）建议有心脏病的人使用鱼油。但是很快，没有任何心脏病甚至没有任何心血管疾病风险的人也开始跟风使用，以预防心脏病。

在近期的研究中，我们并未发现关于鱼油真实的益处，包括刚提到的意大利研究人员（在 10 多年前公布了鱼油的积极作用）进行的一项研究。该研究结果于 2013 年发表在《新英格兰医学杂志》，它是一项有 12 000 人参与的临床试验，结果发现动脉粥样硬化患者每天服用 1 克鱼油并未降低心脏病发作和中风的死亡率。动脉粥样硬化是一种以脂肪、胆固醇和其他物质（统称为斑块）沉积在动脉血管内和动脉血管壁为特征的疾病。我要指出的是，在对鱼油进行早期研究的时代，治疗心血管疾病的措施与今天的不同。现在，我们已经有了能更有效地治疗心脏病的强效药物。我知道的多数心脏病专家都告诉患者以至少每周食用两次多脂鱼替代鱼油。毕竟，鱼类还含有除 EPA 和 DHA 以外的很多营养物质。但事实上，尽管没有无争议的数据，许多普通执业医师往往还是会给患者推荐鱼油，同时他们自己也会服用。这说明了一个事实，即医生并不总是知道什么是对的，也不希望开展更多的研究来确证或反驳其想法。

我现在遇到的一个最常见问题是："我的医生告诉我要服用 X。我该怎么做？"答案其实很简单，问问医生："为什么？你是根据什么样的数据提出这种治疗方案的？"这是我们都应该进行的谈话，而不是将每天的健康主题局限在"这个是好的"和"那个通常是不好的"。当患者对我说"谢谢你的解释"，同时自己也松了一口气时，我比较欣慰。我希望人们尽量少服用药物和补充剂，但同时又希望人们能利用适合自己的现代科技和医学的力量。这样，他们才能实现最终目标：控制健康状况，以获得高质量的、较长的寿命。

我们在此得出的教训是，要随时警惕媒体和专家做出的绝对性、断言性表述，尤其是像下面这些表述："食用这种食物就可以扭转得心脏病的趋势""使用这种药物就可以治愈痤疮""饮用这种果汁每周可以减重 5 千克""你按以下做法（或服用以下东西）会看起来年轻 10 岁""X 成分将杀了你""Y 成分将使你发胖""Z 成分将治愈你"……

还记得本章开始时的三句陈述吗？这就是我所说的绝对性声明，我的小测验的答案是没有任何一个问题可以争辩，它们都是错的。今天，数据满地都是，其中一些看似合理，但很多都有问题，或需要更多的研究和解释。你需要了解你所看到的数据来源于何处，多问问"何人""何事""何处""何时""为何"。如果你知道如何考察可靠的数据，这将有助于你确定什么对你才是"最好"的。

THE LUCKY YEARS
HOW TO THRIVE
IN THE BRAVE NEW WORLD
OF HEALTH

07

如何运动才能促进你的健康
永不过时的辅助疗法

缺乏运动会失去良好状态，而系统的
体育锻炼却能保持这种良好状态。

柏拉图

几个世纪以来，尽管科学解释不清楚，但我们深知运动有益于身体健康。在过去 10 多年中，我们在破译健身与健康之间的特别关系方面取得了巨大进步。技术和科学、医学的新型合作使一切大不一样。当我们活动肌肉、快走、加入团体健身课程、骑自行车、提重型箱子或为运动赛事而训练时，我们可以通过生物学测量、分析和理解，来判断身体将会发生什么。

自诞生以来，人类一直是活跃的动物，不断追求生存。事实上，人类的基因组成需要并期望身体通过定期的运动来迎接挑战。但正如我们所知，只有很少一部分人能满足基因的这一需求。现代技术有其优点，而当它促使人们一整天都坐着时，它的缺点就显现了出来。我们不用付出太多努力就能满足生活中大多数需要，活动的机会就更少了。数百万年来，我们并没有进化到能够在坐着的状态下保持健康，与久坐相关的慢性病的发病率在提高，比如糖尿病和心脏病（"坐位疾病"）。

如果回顾古代人的坐姿，我们可以注意到，许多人盘腿跪坐在地板上，或者将臀部和脚放在地上，采用膝盖弯曲支撑的坐姿。这些姿势需要身体的平衡和协调，以及腿部、臀部和背部的力量。而现在的我们使用的椅子和沙发，让身体保持了一个不符合其自然力学和血液循环的姿势。

近 80% 的美国成年人每周都没有达到推荐的运动量。哈佛大学的研究人员于 2012 年进行了一项研究，其研究结果发表在《柳叶刀》上。该研究认为，不运动与全球 500 多万人的死亡相关，超过了吸烟导致的死亡人数！在随后第二年对美国近 3 万名女性进行的调查发现，每天坐 9 小时以上的人比每天坐不足 6 小时的人更有可能患抑郁症。其中不乏一些常识性生物推理：坐着时身体的血液循环量减少，导致能让身体感觉良好的激素传至大脑的机会减少。

这可以部分地解释为何过去几年的头条新闻宣称，不运动，特别是久坐的危害就像"新型吸烟"一样。甚至你还会读到相关的建议，即无论你的健康状况如何，如果一天中的绝大多数时间都坐着，你就会面临更多的健康挑战和过早死亡的风险。因此，即使你每天积极锻炼 1 小时以上，但在当天其余的大部分时间里久坐，那么你的健康仍然处于危险境地。

我们都知道，如果每天的时间都花在开车、坐在办公桌前工作，以及与电子屏幕互动上，生活将会很简单。久坐的危害类似于吸烟，即便你进行了运动也无济于事。

坐着本身无害，但一次又一次地重复长时间坐着就会引起生物效应，这对血脂、血糖平衡、静止血压和许多激素等都会产生负面影响，其中一些激素有助于控制新陈代谢、食欲和进食量。身体长时间处于不运动的状态，基本上会降低代谢活动水平。随着血液循环的减慢，身体会减少血糖利用，并减少脂肪燃烧，这两种物质都会增加患心脏病和糖尿病的风险。新的科学研究显示，不运动还对某些基因有影响，如被称为脂质磷酸磷酸酶 1（Lipid Phosphate Phosphatase 1，LPP1）的关键基因。我们认为，这种基因有助于通过预防危险的血液凝固和炎症来保护心血管系统的健康。但在身体不运动的几个小时内，这种基因会被显著抑制，所以无法继续保持心脏健康。如果在一天的大部分时间内肌肉都不活动，那么即使运动也不会影响该基因。换句话说，LPP1 显然对坐着敏感，但对运动有耐受性。

让我们来思考一下：如果所有服用维生素和补充剂的人都停止服药，而将注意力集中在全天增加 10% 的运动上，那么我们可以避免多少慢性病和过早死亡呢？可能会有很多。

2010 年，世界卫生组织发表了"关于身体活动对健康的全球建议"，建议指出，身体缺乏运动是全球死亡的第四大风险因素。不幸的是，久坐的生活正在全球流行。当你查看致死率前 5 名的风险因素时，它们都是相互关联的：

- 高血压　　　13% ；
- 吸烟　　　　9% ；
- 高血糖　　　6% ；
- 缺乏运动　　6% ；
- 超重和肥胖　5%。

这些风险因素占全球死亡率的近 40%。缺乏运动可能只占 6%，但与其他因素密切相关，因为它为高血压、高血糖、超重或肥胖做了铺垫。还有证据表明，运动有助于人们减轻或消除吸烟习惯。健康离不开更好的饮食、更多的运动以及更好的总体生活质量。

请注意，运动包含许多不同的类型，不仅仅是在健身房的运动或跑步。运动包括世界卫生组织提出的"在日常、家庭和社区活动背景下的休闲体育活动（如步行、跳舞、园艺、徒步旅行、游泳）、交通（如步行或骑自行车）、职业（即工作）、家务、玩耍、游戏、运动或计划的运动"。

当我还是一名医学生时，运动科学还不是一门课程。后来，世界发生了巨大的变化，今天已经出现关于此方面的全新医学学科。例如，代谢组织学是健康分析的一种形式，可以识别人们提高或降低某些疾病风险的代谢模式。科学家可以通过检查血液样本，获得运动效果的化学快照。这种研究发现，身体越健康，身体及其许多系统就越受益，这要归功于身体在运动期间自主发生的巨大变化。

令我惊奇的是，我们最近才从科学的角度意识到，随着时间的推移运动所带来的变化。2012 年，终于有研究可以揭示人在 40 岁之后，通过不同程度的身体活动，包括整体活动和身体质量指数活动，可以延长多少年的寿命。这一结论来自美国国家癌症研究所队列联盟所进行的 6 项研究，这些研究包括了 654 827 名 21 ～ 90 岁的研究对象。图 7-1 为研究结果。

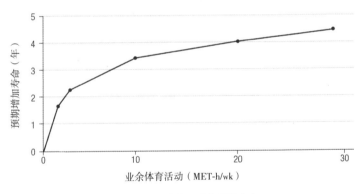

图 7-1　业余体育活动和预期寿命

即使在相对较低的活动水平和不考虑体重的情况下，业余体育活动也与较长的预期寿命相关。

每周代谢当量小时数（Metabolic Equivalent Hours Per Week，MET-h/wk）是研究人员计算参与者运动的程度指标。例如，体育活动水平为 0.1 ～ 3.74

MET-h/wk 与每周快走 75 分钟相同。更高水平的身体活动与预期增加寿命更相关，可以增加 4.5 年（> 22.5 MET-h/wk，相当于每星期超过 450 分钟的轻快步行，即 7.5 小时）。每个 BMI 组也记录了显著增加的寿命。在联合分析中，与无活动（0 MET-h/wk）和肥胖组（BMI > 35）相比，活动 > 7.5 MET-h/wk）和体重正常（BMI 在 18.5 ～ 24.9）的人能延长 7.2 年的寿命。实际上，BMI > 35 的不常活动的个体与达到推荐活动水平和正常体重的个人相比，寿命损失了 7 年。

因此，这是一个预料之中的结论：积极运动的生活方式对身体健康和延长预期寿命至关重要。令一些研究人员惊讶的是，超重（但不是肥胖）且从事体力活动的人比不常活动的正常体重的人寿命更长。其他研究也证实：超重但身体健康比正常体重但久坐的人要健康。的确，运动很重要，持续地运动更重要。

久坐不利于健康

虽然身体健康水平与代谢和心血管疾病的风险相关是常识，但直到最近我们才知道不健身与癌症风险之间的联系。美国国家癌症研究所现已将活动量与大多数类型的癌症风险关联起来。延长坐着的时间与增加乳腺癌和结肠癌的风险尤其相关。

根据 2015 年发表的一项研究，身体健康水平较高的中年男性患肺癌、结肠直肠癌和前列腺癌的风险较低，且如果他们在较大年龄时被诊断出癌症，死亡风险也较低。关于运动与癌症风险关系的解释是，运动可防止癌症发生或减缓其进展。它还有助于控制能量水平和体重、平衡身体的激素系统、调节胰岛素、减少炎症，对免疫系统产生积极影响。此外，运动还可以使体内血液循环加快，因此毒性物质汇聚和诱发不良细胞反应的可能性会减少。

同样在 2015 年发表的另一项相关研究中，研究人员指出了运动给正在接受化疗的癌症患者带来的影响。癌症对治疗的耐受性是通过许多方式形成的，其中一种方式是通过生成缠结的血管网络，导致肿瘤窒息，氧气被剥夺；随后，缺氧的肿瘤获得一种免受化疗药物和辐射的保护屏障，旨在寻找氧气充足的组织。在该研究领域，我们长期以来一直在测试各种改变肿瘤血液流向的方法，以期待改善治疗效果。直到杜克大学癌症研究所的研究人员在模拟人乳腺癌病例的小鼠中发现了运动效应。他们发现，运动显著改善了肿瘤周围血管的数量和功能，促进了富氧血流流向癌症部位。当暴露于化疗环境中时，这些运动的动物比久坐的动物的肿瘤收缩程度表现更好。科学家们将两种不同的乳腺癌细胞模型植入小鼠体内，随后让其中一些小鼠在轮子上运动，让其他小鼠久坐（见图 7-2）。

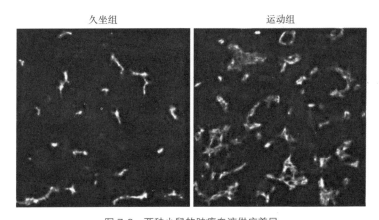

图 7-2　两种小鼠的肿瘤血液供应差异

浅灰色区域是肿瘤血管。与久坐组相比，运动组小鼠的肿瘤血液供应更明显。

运动组小鼠的肿瘤生长速度明显慢于久坐组小鼠，运动组小鼠的癌细胞的实际死亡率是久坐组小鼠的 1.5 倍。运动组小鼠长出的小血管的密度比久坐组小鼠的高 60% 左右，其氧气运输得到更好的改善，肿瘤的缺氧状况也更少。

接下来，研究人员研究了运动是否会改善化疗效果。他们将小鼠随机分成四组：久坐组、只运动组、只接受化疗组、运动化疗结合组。与所有其他组相比，接受化疗治疗且运动的小鼠的肿瘤生长速度明显减慢了。只运动组和只接受化疗组的小鼠的肿瘤生长也有所减缓，但两组之间的肿瘤生长率无差异。这一观察结果表明，运动与化疗具有相似的作用。实际上，运动可以改变身体环境，使其成为不利于肿瘤发展的环境。

早期的研究证实，30～50岁健康的人在后期几乎没有慢性病。其中一项研究发表在2012年的《美国医学会杂志·内科学》上，对库珀中心纵向研究项目的18 670名参与者进行检查。该研究包含250 000名40岁以上的患者的记录，比较了参与者在70～85岁的医疗保险索赔数据。男女的检查结果相似：

> 中年时期健康水平提高20%，可以降低20%老年时期的慢性病发病率。50岁时，该组处于健康水平下游的20%人群慢性病发病率将比处于健康水平上游的20%人群高两倍。中年时期健康水平最高的人，比身体健康水平不佳的人的无疾病时间更长。身体健康水平稍好的人，在过去5年所患的慢性病也较少。

我们究竟有多长时间处于久坐不动的状态？路易斯安那州彭宁顿生物医学研究中心的一个研究团队在2012年发表的一项研究结果称，无论人们每个星期是否锻炼150分钟，每周都会平均坐64个小时，站立28个小时，并以不算运动的方式行走和移动11个小时。这意味着，无论我们多么活跃，大多数人每天都会坐9个多小时。虽然该研究主要基于女性，但也可以反映男性的情况。这些研究人员认为，让他们没有想到的是，运动最多的人同样也花了很多时间坐着。实际上，规律性运动容易导致人们不太愿意在指定锻炼时间之外走路。其他研究表明，相对于不计划进行日常锻炼的日子，人们在正式进行锻炼时总体上差不多会降低 30% 的活跃度。

所有这一切，不仅仅对于那些根本不运动的人来说是一种担忧，对于那些经常缺乏一般规律性运动的人来说也一样，因为规律性运动可以抑制一天大部分时间坐着所造成的各种伤害。但身体在运动时会自主发生多重效应，即使是在打电话过程中走动，走楼梯而不是乘坐电梯，或者每小时原地起立一会儿，散步五分钟，做做伸展运动或原地跑步。所有这些运动都具有积极的生物效应，可以抵消久坐的危害。我们在评价建筑物对环境影响方面有能源和环境设计领导力（Leadership in Energy and Environmental Design，LEED）的标准，那么为什么就不建立办公楼"健康设计领导力"（Leadership in Health Design，LHD）的标准呢？这可能需要各种各样的创新，比如更多的开放式楼梯，在室内健身房、咖啡馆、小卖部提供营养食品。随着社会的发展，没有人像以前那样需要每天走很远的路才能获得所需要的资源。我们需要改变这种思维，制定反映新的健康理念的建筑规范和激励措施。

不要让外表的美丑扭曲你对健身的看法。今天有很多人陷入了所谓的"精益悖论"——瘦的人在外表上看起来很健康，但身体内部面临很多健康问题。这些人可能仅会尝试通过饮食来管理体重和健康状况，却没有任何身体活动，导致往往会患类似于病态肥胖的病症。

力量训练变得越来越重要，肌肉的质量和力量会随着衰老而逐渐衰退。肌肉的力量通常在 35 ～ 40 岁时达到峰值，之后每年失去约 1%；在 70 ～ 80 岁时，力量损失速度加快。力量训练支持肌肉质量，可以帮助重建和增加骨骼质量。当我们抬起重物时，肌肉会对骨骼施压，迫使骨骼变得更强壮。在评估健康状况时，肌肉的质量和力量是最容易被忽视和未被充分认识的指标。

为什么损失肌肉会导致生命的丧失

除了对身体有明显的作用外（如帮助直立和移动），肌肉还具有其他重要的作用。正如脂肪可以储存额外的能量一样，肌肉可以为构建组织和生物物质所需的氨基酸提供紧急供应。因为身体是由脂肪和碳水化合物组成的，所以不存储氨基酸，又没有足够的饮食来源，身体就会通过分解蛋白质来源（通常是肌肉），从自己的组织中获取。这就是损失肌肉会导致生命丧失的部分原因。

2006 年，时任阿肯色大学医学科学的老龄化与长寿转化研究中心主任的罗伯特·沃尔夫（Robert Wolfe）在《美国临床营养学杂志》（*The American Journal of Clinical Nutrition*）上发表了一篇文章，记录了肌肉在身体中的作用。在过去几十年里，沃尔夫对人体新陈代谢进行了开创性的研究，特别是在老龄化和个体医疗问题方面。在这份特别的出版物中，肌肉被描述为"无名英雄"。他强调了肌肉对预防许多常见疾病和慢性病的作用，也回应了其他科学家在检查肌肉和肌肉力量的生物学益处方面的发现。

肌肉力量的增加有以下几个方面的好处：

- 腰围更小；
- 体重更轻、脂肪减少；
- 降低患高血压的风险；
- 胰岛素抵抗力较低；
- 慢性炎症风险较低；
- 甘油三酯水平较低；
- "坏胆固醇"水平较低；
- 血糖平衡更好。

与大多数人可能认为的相反，从疾病或外伤中恢复更多的是依赖肌肉质量、肌肉力量和肌肉功能。多项研究已经证明，肌肉质量和强度因素可以决定从疾病或损伤中恢复的时间。如果真是这样的话，那么肌肉质量和力量越小，患者恢复正常生活所需要的时间就越长。我经常在癌症患者中看到这种现象。被诊断患有癌症的身体强壮的患者，比健康状况差的患者寿命更长。

虽然大家深知由不良的生活方式引发的慢性病造成了很多人死亡，但并没有广泛了解肌肉变化在大多数病症进展中的重要作用，比如肌肉损失对晚期心脏病和癌症的破坏性影响。这些疾病通常与肌肉质量和代谢功能的快速丧失相关，并且患者的存活期通常取决于肌肉损失的程度。

因为衰老会逐渐导致肌肉损失，该过程会随着年龄的增长而加速，所以肌肉质量状态与寿命之间存在关联。与年龄增长相关的肌肉质量和功能的进行性丧失被称为肌肉减少症，随着时间的推移可能会影响人们的生活质量：无法进行基本的日常活动，如下床、走路、自己进食或照顾自己。肌肉的质量和力量是一个人生存的关键，与氧气、水、食物和睡眠一样，都是生命的根本。

匹兹堡大学于 2011 年对 40 名 40 ～ 81 岁的高级业余运动员进行了一项横断面研究，受试者每周接受 4 ～ 5 次训练。该研究进行的一系列测试旨在证明肌肉力量不一定会随着年龄增加而显著下降。他们的研究结果与大众普遍认为的观点相悖。研究人员指出，这种降低可能是长期不使用肌肉（而不是肌肉衰老）的结果。他们写道："保持肌肉的质量和力量，可能会减慢甚至消除衰老、功能下降以及老年人常见的丧失独立生活能力。"

每天运动让你远离医生

科学一直在试图回答完美的运动量究竟应该是什么样的。健康和医药领域的许多事情都会涉及剂量建议，但缺少运动建议。即使有人告知我们每周至少需要 150 分钟的时间适度运动，但实际上这个准则过于宽泛，对大多数人来说毫无意义。对于身体锻炼，专家都很难给出十分明确的最佳运动量。

尽管每个人的最佳有效点不尽相同，但近期的两项大型研究的数据显示，一般来说，长期运动所延长的寿命要比我们许多人想象的还多，当然我们不必去跑马拉松。对于极限运动，最新的研究表明，强烈或长时间的运动可能没有害处，反而可以延长多年寿命。

这些研究令人印象深刻，其中一项研究是由哈佛大学、美国国家癌症研究所和其他机构的研究人员进行的。他们收集了 6 项大型健康调查中关于运动习惯的信息，设法收集了 661 000 名成年人的数据。随后，研究人员根据每周运动量对这些人进行分类。有些人根本不运动，有些人则运动到极限（每周运动 25 小时以上，是当前建议量的 10 倍）。研究人员比较了这些不同人群 14 年来的死亡记录，发现完全不运动的人过早死亡的风险最高。这没什么可惊讶的。但有趣的是，那些做了一些低于推荐标准的运动的人过早死亡的风险降低了 20%。这就是一点点努力带来的巨大益处。每周进行推荐的 150 分钟的适度运动的人当然更长寿。与从不运动的人相比，这些人在 14 年间的死亡风险降低了 31%。

然而研究发现，获益最大的最佳运动量是每周 450 分钟，略多于平均每天 1 小时的运动量。数据显示，与不运动的人相比，运动量超过推荐的 3 倍的人的过早死亡风险降低了 39%。这些人并没有进行全速跑步，也不会只在一个健身器材上进行导致心率加速的运动。他们运动适度，主要是走路。虽然之后不一定重复进行，但这的确是导致他们获益最大的原因。运动量至少是推荐的 150 分钟的 10 倍的人，与刚刚达到要求的运动量的人的死亡风险几乎相同，但运动 450 分钟的人的死亡风险更低。换句话说，长时间进行剧烈运动并没有增加过早死亡的风险，但他们也未由于额外的汗水而获益。

来自澳大利亚的一项研究也得出了类似的结论，尽管它更侧重于识别死亡率的强度因素，但对频繁、剧烈的运动可能导致过早死亡的传统观念进行了批判。研究发现，花费大量时间进行剧烈的活动可以延长寿命。与其他研究一样，研究人员按照运动时间和强度水平首先对样本中接受 6 年以上随访的 20 多万名中年澳大利亚人进行分类。他们想知道，只进行中度活动（如社交类网球、适度的游泳或做少量的家务）的人与至少进行一项剧烈活动（如竞技网球、健美操、慢跑）的人之间的区别。通过核查死亡统计数据，研究人员证实了另一项研究得出的结论：达到要求的运动量的人过早死亡风险降低了，只走路的人也是如此。

令研究人员惊奇的是，增加运动强度（但不一定多出汗）带来了明显的益处。与每日按相同量运动且没有剧烈运动的人相比，每周剧烈运动量占 30% 的人早期死亡的可能性降低了 9%。与没有进行剧烈运动的人群相比，剧烈运动超过 30% 的人群的早期死亡风险降低了 13%，且未观察到相应的死亡率增加。

研究结论存在的唯一问题是，研究人员需要依靠人们对运动习惯的回忆进行分析研究。换句话说，这些研究是观察性的，而不是随机实验。因此，他们无法肯定地证明任何运动量与死亡风险的因果关系，但有足够的证据表明，运动与死亡风险有关。这种联系确实很紧密，完全可以说明运动和短时间的剧烈运动对身体有益。

即使我要求你在两个星期的挑战中记录自己的运动情况，你也仍然可能想知道今天的自己究竟有多健康。一般来说，如果你能以合适的步频（每分钟 100 米）步行数千米，或者毫不困难地爬上几层楼梯，那么你的健康水平在任何年龄（无论你是男性还是女性）都处于中等状态，但通常仍有改善的余地。在肌肉质量方面，如果你完成一般的日常活动没有太大压力，那么你可能已具备了一定的肌肉力量，但同样有改善的余地。

以下是一个快速测量健康水平的小测试：利用你所需要的最少支撑力，不必担心速度有多快，你能否先坐在地板上，随后站起并过渡到站立姿势？事实证明，如果你只需要一只手，甚至根本不用手就能从地上站起来，表明你不仅处在肌肉骨骼健康顶端，而且生活质量也可能好于无法完成这套动作的人。2012 年，巴西运动医学诊所进行的一项研究显示，无法完成这套动作的人呈现出全因死亡率风险，也就是更可能因任何原因而死亡。简单地说，在不靠自己的手来获得稳定和支撑的情况下，这项测试任务做得越好，你活得就会越长。

你不需要参加任何赛事或者加入跑步小组，来达到理想的健康水平。俄勒冈大学的传奇田径教练和耐克联合创始人比尔·鲍尔曼（Bill Bowerman）有一句名言："只要你拥有身躯，你就是一名运动员。"虽然我们都会很好地坚持正规的运动计划，通过有氧运动、力量训练和拉伸来实现并保持健康，但更基本和主要的目标应该是全天候多运动。你应该设立一个目标，至少让自己比现在健康 10%。

你可以全天进行短时间的运动，或者制定一套自己的运动方案。你只要确保自己可以花一段时间来完成运动方案，同时不让自己在一天的剩余时间久坐即可。理想的情况是，通过定时起床和走路来打散休息时间（请记住，步行速度是未来健康的信号）。在桌旁放一对哑铃，以便在休息时进行一些肱二头肌的锻炼。

在"医疗的幸运年代"，技术将越来越多地帮助我们减少久坐带来的问题，保持健康，并记录健康指标。如果你完成了前文提出的两个星期挑战计划，就会知道如何监控白天的运动量，并记录运动水平。无论你使用哪种方法，实时监测身体运动都是了解身体健康状况的关键。健康和健身应用程序可以告诉你比预期更多的信息，为你提供真实客观的数据，帮助你规划运动计划并提供最大限度的运动机会，但切勿用太多的应用程序和小工具来"压垮"自己。可以先用基础应用程序来跟踪自己在心跳加快的状态下的里程数和时间，随后再添加更多的应用程序和小工具。

抗衰老的误区

在结束这一章之前，我必须把一些让自己看起来更年轻的流行策略置于一旁，如使用睾酮、人类生长激素丸和注射剂等。我从不认可使用具有重大风险因素的产品。例如，与促进睾酮分泌药物行业声称的相反，没有证据证明这类药物可以逆转与衰老相关的常见问题，如性欲低下、疲劳和肌肉丧失；相反，它们会导致使用者出现潜在、严重的长期并发症，主要是心血管疾病。

睾酮治疗是针对患有垂体问题的人（根本没有睾酮的人）而制订的方案。然而在过去的 10 多年中，尽管医学不支持，人们还是逐步将其用于解决各种衰老问题。2014 年秋季，FDA 对药物的标签进行变更，将睾酮的用途严格限定为由疾病或受伤导致激素水平异常低的男性使用。2015 年，《美国医学会杂志》开展了一次关于低睾酮患者的研究。该研究发现，睾酮凝胶治疗没有改善整体性功能或生活质量。

显然，身体的衰老是一个正常的生理过程。激素水平发生变化，但细胞不会快速发生转变，我们年老以后再也回不到年轻时的样子。衰老是正常和自然的过程。我相信有一天，我们可以通过一些疗法来改变衰老造成的影响和速度，如激活休眠的干细胞，自然地利用身体的内部机制。但试图通过合成抗衰老药物来逆转衰老则是在欺骗身体系统。毕竟，当你 70 岁时，身体不会产生和 7 岁时等量的生长激素。生长激素可以刺激年轻人生长，同样也可以刺激老年人生长，但两者之间存在巨大的生理代价。

任何一种用于对抗衰老的激素治疗都值得怀疑。我们都希望自己看起来更年轻，但有更好的方法来实现这一目标，且这样的方法不会影响身体系统的自然过程。真正的抗衰老秘诀是使用经过验证的指标来优化健康状况，比如晚上 7 点之前吃晚饭，晚上睡得好，或者下午 2 点散步 20 分钟等。通过技术帮助我们保持自我调节，我们就可以让身体系统产生积极的变化，而无须人为地进行修补。你将发现，无论采用什么方法治疗炎症，达到外表和感觉都呈现出年轻状态的目标，我们都需要走一段很长的路。

08

睡眠、性、触摸如何影响你的身体

神奇的非药物治疗

WILLIAM

我们的身体好比是花园，我们的意志便是园丁。

威廉·莎士比亚

SHAKESPEARE

睡眠

下一次你在一场激烈的棒球比赛现场或者在电视前观看比赛的时候，不妨思考一下准备比赛的各项工作，从设备到战术、辅导和咨询。我敢打赌，在你的头脑中，你从没想过要寻求一位睡眠专家的建议。

2015 年 4 月，马特·麦卡锡（Matt McCarthy）医生在《体育画报》（*Sports Illustrated*）报道了一个不寻常的故事：美国职业棒球大联盟（Major League Baseball，MLB）的睡眠实验。他的文章以一种不同的方式涵盖了 MLB 试图管理"昼夜节律的缺点"，即由穿越不同时区旅行导致的睡眠缺乏及其对球员表现的影响。

麦卡锡报道的核心是红袜队的一垒手迈克·纳波利（Mike Napoli）的故事。纳波利在 2013 年进行了手术，以恢复固定下巴、颌骨和鼻窦，帮助他在睡觉时呼吸更顺畅。纳波利 20 多岁时就患有一种被称为睡眠呼吸暂停综合征的疾病（见图 8-1）。当喉咙的肌肉无法保持呼吸道畅通时，这种疾病会导致睡眠期间气道"塌陷"。呼吸会多次中断，睡眠变得"支离破碎"，血液中的氧气含量也会失衡。大声打鼾和无梦的睡眠常常是睡眠呼吸暂停患者的症状。在手术解决这些问题之前的 10 多年里，纳波利甚至都没有做过一个梦。未接受治疗的睡眠呼吸暂停患者无法得到完全的休息，这可能导致其长期睡眠缺乏，从而导致高血压、心脏病乃至情绪与记忆问题等一系列健康风险。

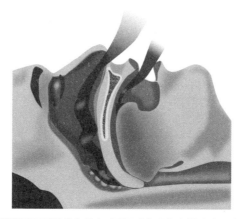

图 8-1　睡眠呼吸暂停发生的方式以及空气是如何被喉咙阻塞的示意图

　　睡眠呼吸暂停是由上呼吸道的肌肉松弛导致的。喉咙会变窄，甚至完全被阻塞，以致没有充足的空气通过；气体在吸进和呼出时，会导致响亮的鼾声。结果是，身体没有得到足够的氧气。

　　2015 年，《神经病学》（ *Neurology* ）发表了一项令人担忧的新研究，指出睡眠呼吸暂停并非一次良性的"老年性失忆瞬间"，不仅仅导致偶发性的记忆受阻和思维衰退。事实上，它可能导致早期的轻度认知功能障碍和阿尔茨海默病，而轻度认知功能障碍往往是痴呆症的前兆。纽约大学的研究人员发现，睡眠呼吸暂停患者被诊断为轻度认知功能障碍的时间，比睡眠期间没有呼吸疾病的患者平均提早 10 年。发生阿尔茨海默病的时间也似乎提前了：被确诊为睡眠呼吸暂停综合征的人，比睡眠良好的人平均提早了 5 年。解释这一关联性的一项理论认为，氧气损失对大脑的不利影响以及睡眠期间大量的生理反应，有助于大脑保持"清新"并清除一些可能"黏住"神经细胞的蛋白质。

对于专业运动员来说，严重的睡眠缺乏可能对临场表现具有重大影响。虽然研究没有显示睡眠缺乏对肌肉力量的影响，但它可能损害反应力、判断力、愈合力、注意力和积极性，所有这些都是在比赛时取得成功的关键因素。一些测量发现，长期缺乏睡眠的人的反应速度可能减慢近10倍，因此不难想象，对于只有几分之一秒来决定是否挥动球棒的 MLB 球员来说，这会产生重大的影响。范德堡大学医学中心的神经病学家和睡眠专家斯科特·库彻（Scott Kutscher）博士观察球员击球时的行为，测量了球员在打击区以外对投掷棒球的"好球区"。库彻认为，在一个赛季期间，许多球员这方面的能力会逐渐衰退。他认为这与疲劳有关，疲劳损害了球员的判断力。

克里斯托弗·温特（Christopher Winter）博士是弗吉尼亚州夏洛茨维尔神经病学和睡眠医学的医学主任。他在 2009 年进行了一项具有里程碑意义的研究，观察穿越不同时区进行比赛是如何影响棒球球员表现的。在评估了 10个赛季后（历时 10 年），他发现如果一支球队穿越不同时区进行比赛，与没有经历时区变化的主队相比，具有轻微的劣势。当一支球队跨越 3 个时区进行比赛时，胜利的概率不足 50%，其原因是昼夜节律的破坏。昼夜节律是围绕其睡眠或清醒周期而旋转的身体内部时钟，并且由诸如光和温度的环境线索以及褪黑素调节。温特博士的研究启发了许多 MLB 球队去寻找对抗疲劳和利用节律优势的秘方——在正确的时间出现在正确的地点，以达到最佳表现。有趣的是，他的研究还表明，除了那些获得良好睡眠的球员，那些与睡眠剥夺做斗争的球员通常不会留在 MLB。2014 年世界职业棒球大赛期间，旧金山巨人队向温特博士咨询了意见，然后他们选择在比赛后在当地过夜，而不是当晚就直接飞回家。接下来的一周，他们赢得了那个赛期的系列比赛。

无论从事何种职业，以及在个人和职业生涯中有什么样的表现，我们都要牢记一点：只有得到良好休息的球员，才更有可能成为一名最终获胜的球员。根据美国国家卫生研究院的统计，长期的睡眠问题将会影响 7 000 万美国人，这可能会导致健康、警觉性和安全性显著降低。与长期睡眠不足和未经治疗的睡眠障碍相关的慢性病的数量令人震惊。除了我已经提到的，其他还包括无法控制的体重管理、中风、糖尿病和癌症等。如果感冒一直在困扰你，也许是因为你没有充足的睡眠。2015 年，一组研究人员证实，每晚睡 6 小时以下的人患感冒的可能性是每晚睡 7 小时以上的人的 4 倍多。事实上，美国疾病控制预防中心认为，睡眠不足是公共卫生流行病。从科学的角度来看，睡眠正在成为影响健康水平的一个因素，我们需要将其视为不可协商的优先事项，并确立政策来予以支持，这可能是我们所拥有的、提高"医疗的幸运年代"生活和健康质量的最低限度的技术战略之一。而且，没有任何一种小发明、小工具或药物可以否定睡眠需求甚至替代睡眠对身体的好处。

大多数人都知道什么时候该寻求医疗帮助，来解决那些影响日常生活的疼痛或不明原因的躯体症状，但睡眠问题常常被忽视。这就是绝大多数有睡眠障碍的人不寻求治疗，也没有被诊断出来的原因。

2015 年，美国国家睡眠基金会与一批专家共同发布了睡眠新建议的报告。报告指出，大多数年龄组的睡眠时间范围更广。该基金会组建了一个包括儿科、神经科学、老年学和妇科学等领域的座谈小组。座谈小组达成共识后，修订了 6 个儿童和青少年组的推荐每天睡眠时间范围。新的建议包括：

- 新生儿（0～3 个月）：每天睡眠时间范围缩短至 14～17 小时（以前为 12～18 小时）；

- 婴儿（4～11 个月）：每天睡眠时间范围延长至 12～15 小时（以前为 14～15 小时）；

- 幼儿（1～2岁）：每天睡眠时间范围延长至11～14小时（以前为12～14小时）；

- 学龄前儿童（3～5岁）：每天睡眠时间范围延长至10～13小时（以前为11～13小时）；

- 学龄儿童（6～13岁）：每天睡眠时间范围延长至9～11小时（以前为10～11小时）；

- 青少年（14～17岁）：每天睡眠时间范围延长至8～10小时（以前为8.5～9.5小时）；

- 早期成年人（18～25岁）：每天睡眠时间范围为7～9小时（新年龄类别）；

- 成年人（26～64岁）：每天睡眠时间范围没有变化，保持7～9小时；

- 老年人（65岁及以上）：每天睡眠时间范围为7～8小时（新年龄类别）。

尽管我愿意宣传优质睡眠的价值，但是我也发现在我们的日常生活中，实现高质量的睡眠是一项挑战。这些挑战来自根本无法通融的工作时间表、必须跨越多个时区的漫长旅行，或者在晚饭后不得不出席很早就承诺参与的会议等。我知道自己并没有任何严重的睡眠障碍，但我会尽力而为。如果你发现自己经常睡眠不足，首先你需要做的是，专注于你的夜间睡眠，然后找出自己是否存在睡眠或健康问题。你是否需要20～30分钟才能睡着？你是否会在半夜醒来且难以再次入睡？有没有人告知你经常打鼾？

如今，我们的睡眠状况看起来有些不受重视。随着我们的生活节奏越来越快，一周7天每天24小时接触媒体、屏幕、人造光，以及我们不断刷手机和电子邮件的强烈欲望，我们理所当然都会睡眠不足。

我已经多次提醒人们保持良好的睡眠习惯，并定期记录睡眠时间来治疗精力不足和长期疲惫。睡眠最重要的作用之一是能够保持我们的激素平衡，以帮助我们控制食欲、管理压力、更新细胞、治愈感染、有效利用能量、控制体重、更新皮肤和骨骼、降低心脏病和中风风险、提高计划和记忆能力、提高注意力、将器官和组织功能恢复到年轻状态等。

因此，你可能会认为自己的身体在夜晚熄灯时就停止工作了，但对大脑来说并非如此。大脑是人体的指挥中心，当你想睡觉时，大量神经元就会开始"行动"。这时，大脑中的隐喻数据处理器会处理其收集的所有信息，并进行组织，以便你可以接受更多事情，并在第二天学习更多知识。大脑也是在运行它可靠的清单，以确保你体内的激素、酶和蛋白质的平衡和协调。同时，大脑的"守卫员"正在努力扫除任何有毒的碎片，因为这些剩下的碎片如果积聚起来的话，就会黏附在系统上。

西格丽德·维齐（Sigrid Veasey）是宾夕法尼亚大学佩雷尔曼医学院的首席睡眠研究员和医学教授，她正在用老鼠进行研究，以探索当大脑没有得到休息而进行某些活动时会发生什么。通过使用老鼠模型，她发现当大脑通过神经元不断发电来保持警惕时，这些脑细胞释放的自由基是产生能量的副产物。自由基是失去电子的游离分子，它们在体内具有很强的反应性，会破坏健康的细胞和组织。如果不被清除，它们对大脑可能具有潜在的毒性。事实证明，在睡眠中，神经元会产生抗氧化剂来抵抗这些自由基。睡眠不足，即使时间短暂，也可能是有害的，此时细胞不能产生足够的抗氧化剂来抵抗自由基的积累，结果会导致一些神经元死亡，且不能恢复。在连续几周剥夺老鼠充足的睡眠后，老鼠可能会在本应该活跃时困倦，且在睡眠期间更难以巩固睡眠的益处。

维齐认为同样的事件也发生在衰老的大脑中。由于神经元不太善于清理废物，所以它们会毒死自己。那么，睡眠不足会对大脑产生什么影响？如果长期睡眠不足，我们的大脑是否同时会过早衰老？30岁的大脑有可能看起来像 60 岁的大脑吗？有些研究已经显示出肯定的结果，这可能是真的。毕竟，如果睡眠没有价值，那么它将是人类进化中最大和最无效的错误之一！

罗切斯特大学转化神经介质中心主任麦肯·内德歌德（Maiken Nedergaard）进行的研究发现，研究界以前未曾重视的脑中非神经胶质细胞，在身体睡眠期间起到了"小泵"的作用。所有器官都需要消耗能量，但或许都没有大脑的消耗量多。而在消耗能量的过程中，器官会产生废物。大多数器官借助附近的有效系统来清除自己的垃圾，比如"招募"专门的免疫细胞，它们可以像垃圾处理器一样"咀嚼"垃圾。一些器官被绑在淋巴系统的部分血管网络中，作为身体的排水管。

尽管我们直到 2015 年才发现，大脑直接与以前知之甚少的淋巴管连接，但大脑并不像身体其他部位一样通过淋巴管进行"清洗"。在我们清醒的时候，是胶质细胞帮助大脑神经元发挥其主要功能：发射电子脉冲和传输信号。因为胶质细胞不能完成神经元活动，所以一直被神经科学家忽视。但后来，内德歌德想要彻底了解大脑为什么需要睡眠，她发现胶质细胞不像以前科学家认为的那样处于静态和"无所事事"。她借助小鼠临床试验观察到，一旦小鼠睡着了，胶质细胞就会占据主导地位，降低大脑的电活动。

完全清醒的人的大脑与处于深睡眠的人的大脑之间，存在巨大的、可测量的差异。清醒的人的大脑"类似于一个繁忙的机场，由于汇集的个人信息活动由一个神经元传递至另一个神经元而发生膨胀。大脑活动使脑细胞的大小发生膨胀，最终会占据大脑体积的 86%"。此外，睡眠的人的大脑表征为神经元的低发射和不发射的反复循环，这取决于大脑所处的睡眠阶段。同时，脑细胞会缩小，为它们之间的体液留出空间以进行系统清洁。

内德歌德说："这就好比是一台洗碗机，不停地清洗，清除污垢。"当我们清醒时，这种净化行为也会继续下去，但并不是在同一个强度水平上。所有这些都表明，当我们睡眠不足时，便无法体会到大脑中的高水平排毒过程，这些都得益于胶质细胞。这些发现激发了神经科学家对睡眠不足是否导致退行性脑疾病的好奇心，尤其是有些人会出现疾病的发生早于预期的情形。

内德歌德和维齐的工作也解释了为什么老年人的大脑更容易痴呆。例如阿尔茨海默病，这可能是由未被快速清除的敌对蛋白质引起的。分子垃圾积累起来，但垃圾收集者没有对此及时清除，所以垃圾会持续堆积，并对附近的细胞及其功能产生不利影响。

大多数人不太喜欢被告知睡眠通常是调节人体最方便快捷的方法，并能在短时间内就感受到积极的变化。他们宁愿通过药物、咖啡因或糖走捷径，也不愿被告知要睡得更好。即使在"医疗的幸运年代"里会出现大量革命性的技术和药物，我们仍需要遵循并实践良好的睡眠习惯。虽然很多东西可以帮助我们，但没有什么可以替代睡眠的所有好处。我们花了几十年的时间试图找到一种方法，将睡眠的所有好处都整合在一粒药丸里，但无法实现，或许永远都不可能实现。使用应用程序和技术来记录和监控睡眠，无疑是一个好办法，但这也只是着眼于尽可能实现安静、自然的睡眠。虽然由于遗传突变，有的人一晚上只需要睡几个小时，但绝大多数人每晚至少需要 7 小时的睡眠时间。

记住，睡眠是你每天从事的活动中的一个，这种活动会对健康起到关键作用。白天所做的事，无疑会影响你晚上的睡眠。正如我所说的，每星期 7 天每天 24 小时的有规律作息是我们的目标。很多时候，我们往往会挤压睡眠的时间，以达到可能实现的其他生活目标，但这样做也让我们与健康渐行渐远。

性

谈到睡觉，我应该提一下与健康有关的另一项活动：性爱。除了帮助我们睡觉，性爱的频率和满意度也可被视为评判健康水平的重要标志。但其好处也像睡眠一样被社会低估了。

当然，我指的是消除疾病、转移风险的健康性爱，而且是两个人都互相认同的性行为。

虽然性爱可以减轻压力、减轻疼痛、缓解抑郁、加强血管功能、增强免疫系统、降低前列腺癌和乳腺癌的风险（更不用说改善睡眠和燃烧热量），但有一个问题令人深思：究竟是性爱让人更健康呢，还是健康的人性爱更多？

事实证明，这不仅是一个难以得出科学答案的问题，而且关于性爱的所有益处的说法，并不容易得到纯粹科学基础上的证明。这意味着我们不仅需要获得随机、双盲、安慰剂对照的研究支持，还需要更多的研究。

我认为我们并不需要科学的证据，来表明多数人在性生活中的情况。在正确的情况下（即良好的性爱），若性爱感觉很好，那么生活似乎也很棒，我们会体验到一种放松和满足感。现在从科学角度来说，这个过程中涉及众多生物化学物质。性爱需要激素和神经递质的级联反应，可以产生持久的作用。兴奋会增加多巴胺分泌，激活大脑的"奖赏中心"，它与我们在吃甜点或获胜时产生积极感觉的区域相同。性高潮后，多巴胺水平下降，催乳素水平上升，带给我们满足感和嗜睡感，特别是男性。性爱也增加催产素，这是一种能减少恐惧和刺激内啡肽的结合激素，是身体的天然止痛药。

数十年的研究结果表明，你对性行为的满足感和它带来的意义都是很重要的。简单来说，如果你对自己的性生活很满意，那么就没有其他事情比这更好了，你不需要改变任何东西。另外，虽然有研究表明每周有 4～5 次性生活的人更快乐，但这还受其他诸多因素的影响。尽管如此，性行为在我们的个人健康中扮演着重要的角色，从更广泛的角度来看，它还影响着我们的社会福利。性爱在整个生命周期中都会影响我们，也能赋予我们体验感官的源头：触摸。

触摸

触摸的能量被严重低估了。我们非常迫切地需要触摸，实际上人类和动物都非常渴望触摸。或许，这就是为什么身体发展出一种特殊的反射，从而在接触到可能损害这种感觉的物品（如热炉）时，仍能保持触觉。你的手闪躲的速度，比你意识到火炉危险的事实要快一些。

显然，当你和自己的爱人处在一个亲密的环境中时，身体接触往往是发生亲密关系的一部分。在过去的数十年里，我们才逐渐明白触摸的真实功效。20世纪90年代中期，哈佛大学神经生物学家玛丽·卡尔森（Mary Carlson）进行了一项里程碑式的研究，这项研究测量了罗马尼亚孤儿院或者稍差的日托中心里的儿童所面临的压力。

卡尔森得出的结论是：缺乏触觉和注意力会阻碍儿童的成长，并对他们的行为产生不利的影响。这些孩子往往会表现出晃动、摇摆、茫然地凝望远处等行为，往往不太合群，且有反社会倾向。她在1997年发表了自己的研究成果，从那以后，其他人也开始注意到身体接触和注意力的强大力量。最新的研究则进一步揭示了我们的皮肤、大脑和神经系统以及免疫机制与预防或抗击疾病的能力之间复杂的关系。

触觉是我们最先发展的一个感觉，可以说它是生存期间最根本和最基础的感觉，在生活中以重要的方式刺激着我们的身体。不同类型的触摸具有不同的含义。就像一根魔术棒，触摸可以改变我们的心率、降低血压和皮质醇水平，诱导让人感觉良好的激素和神经递质的释放，并刺激大脑中控制记忆的区域，即海马体。

迈阿密大学米勒医学院触觉研究所的负责人蒂法尼·菲尔德（Tiffany Field）研究了30多年的触觉。在2010年的一篇文章中，她展示了大脑为何擅长区分情感触摸和非情感触摸的差异。某些触觉感受器负责向大脑传达情感，而其他感受器则负责报告外部环境的感官信息。最近的研究也表明，我们可以根据别人如何触摸我们来解释他们的情感。我们可以在没有看到对方的情况下，通过触摸来感受他们的基本情感。虽然情感并不是触摸与感觉的体验结果，但它们是影响我们行为的独特驱动力，塑造着我们的行为。

我们总是在日常的互动中体验触摸，但是区分触摸的生理效应和情感效应并不容易。2014 年，来自卡内基·梅隆大学、弗吉尼亚大学和匹兹堡大学的研究人员发表了研究结果，阐明了拥抱对免疫系统的作用。事实上，拥抱可能与食物、水、睡眠一样，对我们的健康十分重要。在实验中，他们在两周内监测了 404 名成年人，询问他们每天的拥抱次数和社交互动情况。然后，参与者们被送到酒店被隔离的不同房间中，并且接触感冒病毒。其中78% 的人被感染，31% 以上的人出现明显的疾病迹象。那些感染病毒的人与那些安然无恙的人是有区别的。喜欢社交的人，在被感染时出现的症状较轻。研究人员认为，他们的社会支持（特别是拥抱和触摸）的影响占这一效应的 32%。

约翰·霍普金斯大学的神经科学家大卫·林登（David Linden）[1] 在《触感引擎》（Touch: The Science of Hand, Heart, and Mind）一书中，完美地总结了触摸的作用。他写道："从消费者选择到性爱，从工具使用、慢性疼痛到治疗过程，参与触觉的基因、细胞和神经回路对于创造我们独特的人类经验至关重要。"我们对触摸的了解越多，就越必须承认它是贯穿从出生到死亡的主色调，从发育、行为、认知和情感的角度，它为我们带来了健康的色彩。我毫不怀疑，未来的技术和治疗将利用这种了不起的感觉来治疗各种疾病，从引起剧烈疼痛的疾病到瘙痒的滋扰。

---

[1] 大卫·林登是脑科学普及大师，他在《触感引擎》一书中为我们解析了触觉不为人知的科学。该书中文简体字版已由湛庐文化策划、浙江人民出版社出版。——编者注

09

如何提高对健康的直觉和本能

用直觉规划未来的健康

ALBERT

一切宗教、艺术和科学都是同一棵树上的分支。所有这些愿望都是为了使人类的生活高尚起来，使其脱离纯粹的物质生活，并且引导个人走向自由。

阿尔伯特·爱因斯坦

EINSTEIN

如果一个珠宝商试图卖给你一颗看起来很假的钻石，那么你可能会找另一个珠宝商，因为你的直觉告诉你应该这么做；如果你曾经买过汽车，在某种程度上你可能会运用直觉，因为你知道哪一种车型对你来说更好，从而远离那些让你感觉不好的车型；如果医生告诉你，你需要进行一次大手术才能清除身上的某处肿块，那么你会尽快寻求其他意见，不是因为你不信任医生，而是因为你的直觉告诉你，这是最好的选择。

在本书中，我强调了技术将给医药业带来的价值。但与此同时，我还强调了洞察力的作用，这是无法用设备、应用程序、医学检查或其他技术来量化的。关于什么对我们有利，我们大多数人确实有一种先天的直觉，同样我们也知道对与错的区别。无论我们发明何种技术，在医学实践和执行过程中总少不了艺术的元素。作为患者和消费者，我们还必须在生活中运用一点艺术的直觉和科学才能从技术中受益。我必须重申：没有什么比医生问患者"你感觉怎么样"更好的了。

世界上所有的技术都不能给出答案，答案必须来自你不可触及的自我的一部分。当我把患者送回家、为他们推荐治疗计划时，我不仅想要治愈他们，还希望让他们感觉更好、生活得更好。我也想让他们对自己所做的健康决定感到满意，而这些决定源于科学，在价值体系中也是如此。毕竟，如果我们连感觉舒适和安全都做不到，生活中还有什么重要的事情呢？

在最后一章，我将介绍一些进入"医疗的幸运年代"的重点。这些信息的核心是你进入"医疗的幸运年代"时自己无所不能的直觉和本能。健康是一门艺术，而不是由你和医生共同实践的一门真正意义上的科学。

预感的力量

有这么一则广为流传的轶事：一群艺术家被邀请到一个房间，里面展示了10幅左右的绘画作品，据称是文艺复兴时期著名艺术家伦勃朗的作品，但这些专家只用了几秒钟就从中将几幅赝品挑了出来。当被问及如何能如此快速地得出结论，以及是什么使赝品很显眼时，他们却不能清晰地表达自己的推理依据，而是说"我就是知道"或"我可以看到"。而事实也证明，他们的直觉是准确的。

这个现象是马尔科姆·格拉德威尔（Malcolm Gladwell）于2007年出版的作品《眨眼之间》（*Blink*）的核心主题，他写道：

> 我们生活在这样一个世界，人们认为一个决定的质量直接与所付出的时间和努力相关联。当医生面临困难的诊断时，他们会进行更多的检查；当我们对自己所听到的没有把握时，我们会征询第二个意见。那么我们应该告诉孩子们什么呢？欲速则不达，三思而后行，停下来思考一下，不要被表面信息蒙蔽。我们相信，我们总是会尽可能收集更多的信息，并尽可能多地进行深思。我们只信任有意识的决定。但有时候，特别是在压力下，当我们的快速判断和第一印象可以提供更好的手段

来了解世界时，就不会出现欲速则不达的问题。这本书的第一
个任务是为你说明一个简单的事实：迅速做出的决定，或许可
以与小心谨慎做出的决定一样好。

格拉德威尔在书的开头讲述了关于一座假的盖蒂·库罗斯（Getty Kouros）雕像的故事。

20世纪80年代，保罗·盖蒂博物馆以约900万美元，购买了世界上剩下的12个库罗斯雕像之一，它被誉为第二次世界大战以来美国所获最重要的古代艺术作品之一（见图9-1）。尽管博物馆负责人最初持怀疑态度，但经过一年多的详尽调查后，他们决定购买该雕像。调查的内容包括测试雕像的存在时间、咨询雅典的雕塑专家以及雕像之前所有者的背景。最后，科学家和律师都证实这座雕像是真的。1986年10月，博物馆将它展示了出来。不幸的是，雕像被展示后，古董专家一眼就看出它是赝品。第一个怀疑雕像真实性的人是意大利的艺术史学家费代里科·泽里（Federico Zeri），他说雕像的指甲"似乎有问题"。他无法准确表达为什么雕像的指甲看起来有问题，但基于他所看到过的许多类似的真品，他对这座雕像产生了一种不好的感觉。

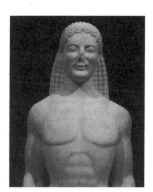

图 9-1　一张臭名昭著的库罗斯雕像的照片

这座雕像是由保罗·盖蒂博物馆于 1985 年以 900 万美元购买的。

当其他几位艺术专家也有同样的疑问时，博物馆负责人开始对雕像的来源做进一步的调查。令他们深感失望的是，这座雕像是复制品。更多的研究表明，雕像的各部分体现的是不同的时期。如果把雕像浸泡在土豆霉菌中，这件不错的赝品甚至还能通过核心样品测试。尽管使用了世界上最先进的技术，但艺术史学家和科学家都无法彻底解决这座雕像的真实性问题。博物馆馆长玛丽昂·特鲁（Marion True）首先相信雕像的真实性，然后承认："科学也无法做出最终的结论。问题的答案或许是灵活多变的，它取决于新的证据和新技术的出现。"这个声明是多么真实，尤其对健康和医药领域来说。

我们每个人都有能力得出结论，这是我们生存机制的一部分。在危及生命的情况下，我们必须能根据现有的信息快速地做出决策。事实上，我们很多的功能都是在不需要有意识思考的情况下发生的。在一天之中，我们的大脑在有意识和无意识的思想之间来回切换，就好像我们有两个大脑：一个大脑用于仔细分析和分类，另一个大脑可以先直观地进行量化，然后解决问题。格拉德威尔介绍了"薄片撷取"（thin-slicing）的概念，它是"我们无意识的能力，在非常狭窄的经验层面上找到情境和行为的模式"。通过识别基础模式，我们甚至可以"阅读"并评估复杂的情况。这就是为何艺术专家经常能瞬间评估一件艺术品的真实性，他们在看到雕塑或画作时可以获得一种实在的生理感觉。直觉可以告诉他们，雕塑或画作究竟是正品还是赝品。

我之所以分享关于艺术赝品和专家们争辩其所鉴别对象的各种详情，是因为客观的和艺术的主体以及模式识别与我们的健康是密切相关的。我们都会建立一些行为模式或习惯，它们会对我们的健康产生影响。而且，我们都有预感能力：本能地感知应该如何主导健康而稳健的生活。这两种特征（习惯和直觉）最终使我们成为人类，并且使我们能够主导这个"医疗的幸运年代"。由于拥有大量可以帮助我们了解个人情境的数据和技术，我们能够更好地控制自己的健康、塑造新的习惯、获得更好的直觉，并为未来的发展做好准备。

我们40%以上的行为实际上不是由决定导致的，而是习惯。因此，如果让习惯主宰着我们大多数的日常生活，我们就需要在"医疗的幸运年代"里不断地发掘自己的直觉，改变根深蒂固的模式，因为毕竟我们会获得新信息以及可改善生活的技术。如果只停留在陈旧的工作习惯上，我们就不能享受"医疗的幸运年代"所能带来的全部益处。

随着年龄的增长，许多习惯都成为被我们忽视的"背景噪音"，不幸的是，当我们患上慢性病时，这可能会产生意想不到的后果。那些注意到并试图保持习惯的人通常是那些保持健康的人，他们会引导那些有利于健康的习惯，消除那些不利于健康的习惯。他们在50岁时看起来年轻10～15岁，并且拥有与30岁的人一样健康的心脏和头脑。80岁的人调整了自己的习惯后，仍然可以独立生活，与孙子一起玩耍。这些人已经磨炼了所谓的感性直觉能力，这是我们都应该好好培养的。

格拉德威尔并不是唯一推行"不假思索的决断力"这一概念的人，感性直觉目前在心理学、教育领域和科学界正蓬勃兴起，是我们实现健康的重要因素。感性直觉最简单直接的意义是可以让你用自己的直觉本能来解决问题，并"感知"某些事情。具有良好的感性直觉的人，如可以提前看出投掷方向的棒球运动员、可以立即识别赝品画的艺术收藏家、看一眼就知道病人患有什么疾病的医生，他们都有伟大的"第三只眼"。在许多情况下，这种直觉智慧帮助他们快速地做出准确的决定。

当你想到它时，感性直觉是一种审视自己的方式，并且会问："我今天要做什么才能让明天的生活更好呢？我需要改变哪些习惯呢？我应该把什么样的新技术或习惯引入我的生活呢？"

虽然并不总是意识到这一点，但我们每天都会重复多次地问自己这些问题。当面对一个决定时，如决定吃哪种药物来尝试治疗病情，我们的问题总是"还有什么选项可以选择""我的治疗方案或结果应该是什么"。我鼓励大家尽可能地发掘自己的直觉，并更多地意识到生活中与健康有关的重要决定。从健康咨询中识别虚假的知识，并知晓你的选择必定会反映你的生物学知识、背景和价值观，然后让科学和艺术来完成剩余的部分。

粗粒化让你了解概况

在医学界，一个来自物理和摄影的新概念正在得到广泛应用，这会给处于"医疗的幸运年代"的我们提供越来越多的帮助。很多时候我们无法理解一切事物，科学家们便使用"粗粒化"（coarse graining）生物学建立的模型来预测结果。粗粒化模型来源于摄影技术：当你把关注的焦点放在镜头上时，就会越来越失去焦点；只有当你把相机对准朋友的时候，才能看清人的轮廓（见图 9-2）。

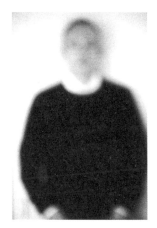

图 9-2　一张关于我的粗粒化的图像

我的脸和身体的细节被遮掩，但你仍然可以说出这张照片拍的是一个人。

如果你以相反的方式转动镜头并获得更好的焦点，就能了解越来越多的细节，比如你的朋友穿什么、他脸上的表情以及他的发型等。但你除了需要知道这是一个人外，并不需要知道其他任何事情。有时候我们在医学上得到了太多的细节，并尝试把它们放在一个模型中；而如果我们退后一步，检查一个粗粒度的元素，产生的效果会更好。这与艺术专家是不同的，他们可以从远处看一幅画并判断真假，而不必在画布上进行任何专门的科学研究，或者用放大镜进行检查。

物理和气候预测领域通过这种方法得到了很多的知识。气象学家每天不会到海拔几千米的空中测定风速、温度和湿度来预测天气。相反，他们将观察云的形状作为相应的粗粒度元素，并以此帮助建模来预测天气。医学领域也是如此。如果我想知道你是否压力很大，可以测量你的肾上腺素和神经激素，并通过磁共振等技术来研究你的大脑活动；或者我也可以简单地测量你的心率变异性（Heart Rate Variability，HRV），即两次心跳之间的时间间隔，它们并不总是相同的。

一般来说，粗粒化意味着能够观察复杂的系统或结构，并对其进行粗略的描绘，而无须知道所有细节。这种粗粒度元素可以作为所有细节无法被有效测量或全面测量的细粒度的替代物。在"医疗的幸运年代"起主导作用的许多技术，都有助于我们对特定的结果进行生物学粗粒化。例如，我们可以把测量你手臂上两点皮肤之间的电导率（也称为电流皮肤反应或皮肤电反应）作为衡量你的身体兴奋度或疲劳度的一种方式。这种技术听起来很"狂野"，但在外部或内部刺激发生时皮肤会瞬间变成一个良好的导体。我可以使用这项技术来了解你在开车时听哪些歌曲会"让你充电"，如果它"感觉到"你在开车过程中犯困，就会自动播放这些歌曲。

我的一位朋友曾告诉我一个激动人心的故事。他一直戴着一个可以读出他的心率的设备，某一天该设备显示他的心率上升了20%，随后他被诊断感染了病毒。该设备"看"到心率变化的趋势，并使他注意到身体状况的功能令他兴奋。事实上，这种技术将出现在"医疗的幸运年代"，可以让我们更好地准备甚至完全避开不舒服的时期。

还有一些例子，如你的红细胞大小将被用作粗粒度测量来检查铁缺乏而不再需要测量血液铁含量等。在开始新的治疗之后，询问"你感觉如何"会被用于晚期癌症治疗，以确定治疗是否正在起效，而不是测量身体中的所有肿瘤。尽管如此笼统的一般性问题可能听起来"不科学"，但它可以得到真正的解决方案和有用的信息来实现更好的结果。新技术将被用于进一步的生物学粗粒化，并为我们提供快捷方式，来帮助回答医学领域的一些关键问题。

我们可以对衰老进行粗粒化吗？衰老是身体器官、系统的逐渐退化过程。如果可以测量它，医生就可以从人年轻的时候开始进行临床试验来减缓这个过程。但使用我们当前的生存标准作为临床试验的终点时，研究对象很可能会比研究人员活得更久。这不是一种成功的解决方案。我们必须开发粗粒化技术测量衰老，并将这些技术作为生存期的替代品或代表。例如，关于你的外貌、感觉以及其他粗粒度元素的组合，我们也许可以将之与器官功能的测量值结合起来，并得到一个数字。在临床试验中，这个数字可以作为"生理年龄"的替代品来进行研究。生理年龄与年龄之间的比较将是干预的终点。更进一步讲，你和我将能使用类似这样的实时指标来减缓衰老的速度。

预防即治愈

对于你的每一项干预措施，你都会创造出一种变化。爱德华·洛伦茨（Edward Lorenz）曾说，当一只蝴蝶在世界的某个地方舞动翅膀时，最终可能会导致另一个地方的一场飓风。洛伦茨是麻省理工学院的气象学家，他曾尝试解释为什么很难做好天气预报。他掀起了一场名为"混沌理论"的科学革命。

20世纪60年代初，洛伦茨注意到一个动态系统（如大气层）的微小差异可能会引起巨大且经常是意想不到的后果。这些观察结果最终导致他提出了所谓的"蝴蝶效应"，这个术语来自他在1972年发表的论文《可预测性：一只在巴西翩翩起舞的蝴蝶可否在得克萨斯州引起龙卷风？》。

蝴蝶效应在所有健康问题上都具有重要意义。我们是"医疗的幸运年代"中变革的推动者，我们每个人都是在地球上一个时空连续体中舞动着翅膀的蝴蝶。我们今天的生活影响着明天的生活，也影响着与我们互动的人、我们的邻居、下一代以及我们的孩子等。我们很容易将责任推给大企业、保险公司以及国家的医疗保健政策。虽然普通人带来变革非常困难，但如果我们要克服挑战，就必须让人们以前所未有的方式来掌控自己的健康，因为我们每个人都对自己负有责任。我们需要鼓励制定相关的个人政策来支持我们的卫生保健事业，以降低我们过早死亡的风险，而这些个人政策是无价的。

除了在"医疗的幸运年代"制定个人政策，我们还要推行"预防即治愈"的想法。我们都希望获得良好的治疗。我们已攻克了一些曾经导致死亡的疾病，如天花、脊髓灰质炎、腮腺炎、风疹等，但需要花更多的金钱来研究和抵抗那些通常可以被防止的慢性病，如糖尿病、癌症等。很多机构将更多的资金用于认识疾病和寻找潜在的治疗方法上，而不是专注于预防。如果我们有治疗方法可以预防各种疾病，为什么不推广这些方法呢？

加利福尼亚州的烟草控制项目在1989—2008年共花费了24亿美元，但是医疗支出因此节省了1 340亿美元，更重要的是，这挽救了无数的生命。然而，我们联邦资金仅有一小部分被用于反烟草运动。2012年，烟草公司仅在美国就销售了96亿美元的香烟和无烟烟草，相当于每天约2 600万美元，或每小时超过 100 万美元。今天，19% 的美国高中生仍在吸烟，这一比例太高了。

在准备写这本书的时候，我问了几位朋友和同事，如果能够写信给年轻时的自己，他们会做一些什么不同的事。他们都表示，希望做一些事避免自己遇到今天的情况。他们会告诉年轻时的自己要早日养成更好的习惯，并能拥有预测未来的健康生活会怎样的先见之明。

的确，我们大多数人都想预见人类的未来和未来的健康，但这是不可能的。不过预防可以，在"医疗的幸运年代"尤其可能。我们在年轻的时候规划了教育、职业甚至是退休，却没有规划未来的健康。现在，我们可以更容易地做到这一点，且这是必不可少的。

正如赫胥黎的《美丽新世界》中的野蛮人所说的："……我要求不幸福的权利，还有变老、变丑、性无能的权利……"在说完这些要求，又经过一段长时间的沉默后，野蛮人说："我要求这一切。"

"医疗的幸运年代"已经到来，我们都必须适应它，才能从中获益。正如野蛮人所说，无所作为是我们的权利，但我们也有能力、技术和智慧来做相反的事情，而且这需要我们采取行动。最近，一位朋友打电话给我，说他要通过选择性外科手术来纠正衰老所带来的变化。在与他讨论这是否有意义时（郑重声明，我反对接受手术），我告诉他在不久的将来我们或许就能唤醒他体内休眠的干细胞，让他回到年轻的状态，但现在接受外科手术可能会阻止这种过程。于是，他的态度很快就发生了改变。他把自己的信仰放在"医疗的幸运年代"里，而不是求助于临时的补救措施。我希望，今天的我们重点关注预防措施，这样以后就不会有悔恨，也可以从中获益，并享受"医疗的幸运年代"所带来的一切。

感谢我的患者让我参与了他们的护理和生活。他们每天都向我展示了"医疗的幸运年代"给所有人带来的益处。同时，我意识到目前的进展远远不够，我们仍然需要更多的进步来减轻病痛，但是我比以往任何时候都更有信心，并且坚信这些突破将会到来。

这不仅仅是一种特权，而且是追求健康教育的责任。我并不是一个人在努力，还有很多人要感谢。这本书反映的不仅是我个人在科学和医学方面的成就，还是与许多个人和团队持续合作的过程。

第一，我要感谢我的合作者 Kristin Loberg。他和我一起工作了 6 年，现在我们交谈时我仍感到很兴奋。她是一位了不起的合作伙伴、有洞察力的思想家、有才华的作家和好朋友。我还要感谢她的家人 Lawrence、Colin 和 Teddy，让我在过去几年里和 Kristin 在一起度过了珍贵的时光。

第二，我要感谢 Robert Barnett，他的专业和热情带领、保护并引导我完成这一任务。他的指导、友谊和智慧对我来说意义重大。我还要感谢 David Povich，他成为我前行路上的一盏明灯。他们两个人都非常照顾我。

第三，感谢由 Priscilla Painton 领导的 Simon & Schuster 的所有员工，他们的支持、信念和能力使这本书得以顺利出版。我可以很骄傲地称赞 Priscilla 精湛的编辑领导能力，她使这本书变得更好、更清晰和更明确。

第四，我还要感谢 Marie Florio、Allison Har-zvi、Larry Hughes、Sophia Jimenez、Jessica Chin、Kristen Lemire、Richard Rhorer、Jackie Seow、Dana Trocker 以及老板 Jonathan Karp。谢谢他们对我的容忍（我知道这不容易）以及持续不断的支持。也要感谢 Steve Bennett 和 Author Bytes 的创意和对动态网站的管理。

第五，我还要感谢在南加州大学西区癌症中心和应用分子医学中心的团队，有了他们的帮助，我才能同时获得多个头衔，成为一名医师、教师和研究人员，并拥有时间写作。我想特别感谢我的得力助手 Wendy Piatt、前助理 Autumn Beemer 以及在 Lisa Flashner 杰出领导下的临床研究团队成员 Olga Castellanos、Shelly Danowsky、Adam Feldman、Angel Jones、Bill Loadvine、Kelly La Mont、Michael Rice、Cindy Richards、Kelly Santoro、Rachel Twomey、Julianne Yu 和 Mitchell Gross。感谢他们的忠诚、友情和关心。还有实验室主任 Shannon Mumenthaler、Jonathan Katz、Dan Ruderman、Paul Macklin、Kian Kani 和 Yvonne Suarez 等在内的研究团队以及其余的科学家们，感谢他们推动我不断思考，找出更好的方式来了解和治疗疾病。我也要感谢我的科学导师、合作者及朋友 Andrea Armani、Anthony Atala、Anna Barker、Paul Davies、Scott Fraser、Sam Gambhir、Murray Gell-Mann、Inderbir Gill、Dana Goldman、Danny Hillis、Cliff Hudis、Carl Kesselman、Parag Mallick、Franziska Michor、

Vincent Miller、Larry Norton、Carmen Puliafito、Michael Quick、Chris Rose、Howard Scher、P.K. Shah、Jeff Trent 和 Yannis Yortsos。

第六，感谢哥伦比亚广播公司的杰出领导人，包括 Chris Licht、Lulu Chiang、Jon LaPook 和 David Rhodes，是他们引导我教育和影响他人。还有与我长期合作的 Susan Schackman 和 Leigh Ann Winick，他们从科学新闻中提炼出精华和真理，这是一项多么艰苦的任务！在洛杉矶时间凌晨 4 点到 5 点，与 Gayle King 和 Norah O' Donnell 交谈绝对是一种享受。他们对理解和启迪的集体热情来源于生活的每一天，我很幸运能成为这个团队的成员。

第七，感谢我的朋友 Dominick Anfuso、Marc Benioff、Glenn Bogosian、Yael Braun、Jerry Breslauer、Eli Broad、Sharon Brous、Bill Campbell、Steve、Jean 和 Stacey Case、Robert Day、Michael Dell、John Doerr、Bryce Duffy、Larry Ellison、Bob Evans、Sandy Gleysteen、Darryl Goldman、Jimmy（Taboo）Gomez、Al Gore、Brad Gray、Davis Guggenheim、Yoshiki Hayashi、Uri Herscher、Walter Isaacson、Peter Jacobs（以及 CAA 团队）、Ashton Kutcher、Jimmy Linn、Dan Loeb、Max Nikias、Fabian Oberfeld、Howard Owens、Chemi 和 Shimon Peres、Amy Powell、Robin Quivers、Bruce Ramer、Linda Ramone、Ed Razek、Shari Redstone、Sumner Redstone、Joe Schoendorf、Dov Seidman、Greg Simon、Bonnie Solow、Steven Spielberg、Tom Staggs、Elle、Paul Stephens、Gregorio Stephenson、Howard Stern、Meir Teper、Yossi Vardi、Jay Walker、David Weissman、William 和 Neil Young。对于我个人团队的 Heidi Kling、Anne Van Valkenburg 和 Nereida Vital，我也由衷地深表感谢。

第八，我还要感谢我的家人，他们给了我坚定不移的支持和爱。感谢我美丽而又充满智慧的妻子 Amy，我的两个聪明伶俐的孩子 Sydney 和 Miles，以及我憨厚忠诚的狗狗 Sadie。我的母亲 Sandy 和父亲 Zalman 是我的榜样，从我在巴尔的摩出生起，他们便开始不断启发我。我同样感谢 Povich 和 Agus gang，谢谢你们，我爱你们。

最后，我还要感谢所有的读者，谢谢你们对这个"医疗的幸运年代"充满信心。

未来，属于终身学习者

我这辈子遇到的聪明人（来自各行各业的聪明人）没有不每天阅读的——没有，一个都没有。巴菲特读书之多，我读书之多，可能会让你感到吃惊。孩子们都笑话我。他们觉得我是一本长了两条腿的书。

——查理·芒格

互联网改变了信息连接的方式；指数型技术在迅速颠覆着现有的商业世界；人工智能已经开始抢占人类的工作岗位……

未来，到底需要什么样的人才？

改变命运唯一的策略是你要变成终身学习者。未来世界将不再需要单一的技能型人才，而是需要具备完善的知识结构、极强逻辑思考力和高感知力的复合型人才。优秀的人往往通过阅读建立足够强大的抽象思维能力，获得异于众人的思考和整合能力。未来，将属于终身学习者！而阅读必定和终身学习形影不离。

很多人读书，追求的是干货，寻求的是立刻行之有效的解决方案。其实这是一种留在舒适区的阅读方法。在这个充满不确定性的年代，答案不会简单地出现在书里，因为生活根本就没有标准确切的答案，你也不能期望过去的经验能解决未来的问题。

湛庐阅读App：与最聪明的人共同进化

有人常常把成本支出的焦点放在书价上，把读完一本书当作阅读的终结。其实不然。

时间是读者付出的最大阅读成本
怎么读是读者面临的最大阅读障碍
"读书破万卷"不仅仅在"万"，更重要的是在"破"！

现在，我们构建了全新的"湛庐阅读"App。它将成为你"破万卷"的新居所。在这里：

- 不用考虑读什么，你可以便捷找到纸书、有声书和各种声音产品；
- 你可以学会怎么读，你将发现集泛读、通读、精读于一体的阅读解决方案；
- 你会与作者、译者、专家、推荐人和阅读教练相遇，他们是优质思想的发源地；
- 你会与优秀的读者和终身学习者为伍，他们对阅读和学习有着持久的热情和源源不绝的内驱力。

从单一到复合，从知道到精通，从理解到创造，湛庐希望建立一个"与最聪明的人共同进化"的社区，成为人类先进思想交汇的聚集地，与你共同迎接未来。

与此同时，我们希望能够重新定义你的学习场景，让你随时随地收获有内容、有价值的思想，通过阅读实现终身学习。这是我们的使命和价值。

湛庐阅读App玩转指南

湛庐阅读App结构图:

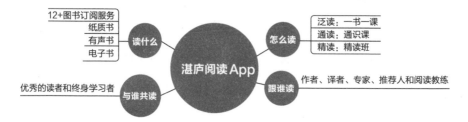

12+图书订阅服务
纸质书
有声书
电子书
读什么

泛读:一书一课
通读:通识课
精读:精读班
怎么读

湛庐阅读App

优秀的读者和终身学习者
与谁共读

跟谁读
作者、译者、专家、推荐人和阅读教练

三步玩转湛庐阅读App:

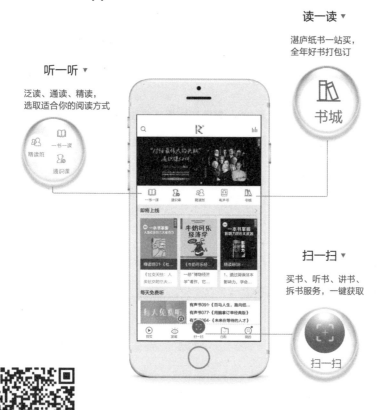

读一读 ▼

湛庐纸书一站买,
全年好书打包订

书城

听一听 ▼

泛读、通读、精读,
选取适合你的阅读方式

精读班　一书一课
通识课

扫一扫 ▼

买书、听书、讲书、
拆书服务,一键获取

扫一扫

App获取方式:
安卓用户前往各大应用市场、苹果用户前往App Store
直接下载"湛庐阅读"App,与最聪明的人共同进化!

使用App扫一扫功能，
遇见书里书外更大的世界！

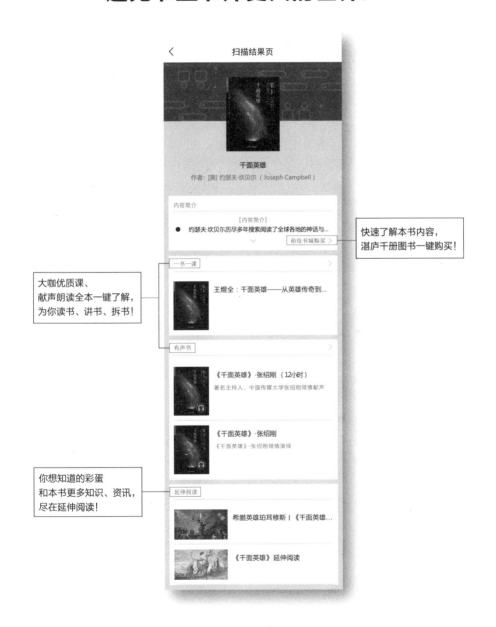

快速了解本书内容，
湛庐千册图书一键购买！

大咖优质课、
献声朗读全本一键了解，
为你读书、讲书、拆书！

你想知道的彩蛋
和本书更多知识、资讯，
尽在延伸阅读！

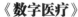

延伸阅读

《未来医疗》

◎ 享誉全美的医疗预言家、无线医疗领域先锋人物埃里克·托普前瞻之作。全景展现未来医疗图景，定位移动医疗的下一个风口。引领医疗变革，开启以患者为中心的民主医疗新时代。

◎ 大数据时代下，以高科技应用为代表的新型医疗模式，将赋予患者更多的自主权，你将成为自己身体的COO。树兰医疗CEO郑杰倾情翻译，中国心脏联盟主席胡大一、丁香园创始人李天天专文作序。

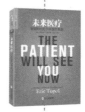

《数字医疗》

◎ 医院医生之父、患者安全领域至高荣誉获得者罗伯特·瓦赫特前瞻之作！进入医疗数字化转型你不可错过的一本书！解锁医疗改革6大瓶颈难题，清晰展现医疗信息化的4个发展阶段。

◎ 树兰医疗集团总裁郑杰倾情翻译，中国工程院院士、北京清华长庚医院执行院长董家鸿、北京协和医院原信息中心主任、中国卫生信息互联互通技术联盟理事长李包罗，丁香园创始人李天天，中信资本高级董事总经理、知名作家冯唐，著名血管外科专家、张强医生集团创始人张强等联袂推荐！

《自愈力的真相》

◎ 资深科学记者乔·马钱特探访诺贝尔奖得主、神经科学家、心理学家，揭示大脑如何治愈我们的疾病的诚意之作，知名心血管专家胡大一亲自带队主持翻译。

◎ 《纽约时报》畅销书，《经济学人》《纽约邮报》《纽约杂志》年度图书，入围英国皇家学会奖和惠康图书奖。

◎ 甫一出版即售20多国版权，2016年十大正念图书之一，2016年"精神与健康身心"之书，是值得所有关心身体健康、想提高自身医学素养的人的生动读物。

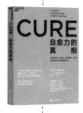

《医生最想让你读的书》

◎ 《纽约时报》热销书，出版界"奥斯卡"鹅毛笔奖健康类获奖图书。

◎ 哈佛大学医学院教授、美国国家科学院医学研究所院士杰尔姆·格罗普曼的警示性大作。

◎ 北京大学医学部教授王一方作序推荐，健康界传媒总裁赵红、北医三院心内科副主任医师赵威，《魔鬼经济学》作者史蒂芬·列维特、史蒂芬·都伯纳，《汉密尔顿传》作者罗恩·彻诺，联合推荐！

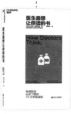

图书在版编目（CIP）数据

人人都需要了解的医疗新技术 /（美）大卫·阿古斯
著；丁荣晶译 . — 杭州：浙江人民出版社，2020.2
书名原文：The Lucky Years：How to Thrive in
the Brave New World of Health
ISBN 978-7-213-09599-3

Ⅰ . ①人… Ⅱ . ①大… ②丁… Ⅲ . ①临床医学
Ⅳ . ① R4

中国版本图书馆 CIP 数据核字（2020）第 003156 号

上架指导：医学 / 畅销书

浙江省版权局
著作权合同登记章
图字：11-2018-479号

人人都需要了解的医疗新技术

[美]大卫·阿古斯　著

丁荣晶　译

出版发行：浙江人民出版社（杭州体育场路 347 号　邮编　310006）
　　　　　市场部电话：（0571）85061682　85176516
集团网址：浙江出版联合集团　http://www.zjcb.com
责任编辑：朱丽芳
责任校对：朱　妍
印　　刷：石家庄继文印刷有限公司
开　　本：720mm×965mm 1/16　　　印　　张：15.5
字　　数：220 千字
版　　次：2020 年 2 月第 1 版　　　印　　次：2020 年 2 月第 1 次印刷
书　　号：ISBN 978-7-213-09599-3
定　　价：69.90 元

如发现印装质量问题，影响阅读，请与市场部联系调换。